Antje Niebuhr, Thomas Ganser (Hg.)

Timing in Psychoanalyse und Musik

Jahrbuch für Psychoanalyse und Musik Band 6

Mit Beiträgen von Martin Altmeyer, Thomas Ganser, Annegret Körber, Joachim Küchenhoff, Gisela Linnen und Katrin Stumptner

Psychosozial-Verlag

Bibliografische Information der Deutschen Nationalbibliothek
Die Deutsche Nationalbibliothek verzeichnet diese Publikation
in der Deutschen Nationalbibliografie; detaillierte bibliografische Daten
sind im Internet über http://dnb.d-nb.de abrufbar.

Originalausgabe

Gesetzlich vertreten durch die persönlich haftende Gesellschaft Wirth GmbH,
Geschäftsführer: Johann Wirth
Walltorstr. 10, 35390 Gießen, Deutschland
06 41 96 99 78 0
info@psychosozial-verlag.de
www.psychosozial-verlag.de

Umschlagabbildung: Die Umschlagabbildung ist einer Briefmarke aus Bulgarien
von ca. 1969 entnommen
Umschlaggestaltung & Innenlayout nach Entwürfen von Hanspeter Ludwig, Wetzlar
Satz: Satz: metiTec-Software, www.me-ti.de
Druck und Bindung: Majuskel Medienproduktion GmbH
Elsa-Brandström-Str. 18, 35578 Wetzlar, Deutschland
Printed in Germany

ISBN 978-3-8379-3411-3 (Print)
ISBN 978-3-8379-6275-8 (E-Book-PDF)
ISSN 2367-2498

Antje Niebuhr, Thomas Ganser (Hg.)
Timing in Psychoanalyse und Musik

Eine Publikation der Deutschen Gesellschaft für Psychoanalyse und Musik e. V.

Deutsche Gesellschaft für
Psychoanalyse und Musik

Kontakt
Sebastian Leikert
Lindenstr. 8
66128 Saarbrücken
E-Mail: s.leikert@web.de

Jahrbuch für Psychoanalyse und Musik

Inhalt

Wissenschaft und Resilienz

Geleitwort

Jahrbuch für Psychoanalyse und Musik • Band 6 (2025), 7–8
https://doi.org/10.30820/9783837934113-7
www.psychosozial-verlag.de/pum

Dass die ineinandergreifenden Hände von Trapezakrobaten ein gutes Bild für das Verfehlen oder Gelingen von Begegnung in der Zeit sind und das Thema »Timing in Psychoanalyse und Musik« gut versinnlichen, hat mir sofort eingeleuchtet. Disparates muss in einem Moment in Kontakt treten, sonst kommt etwas nicht zustande, scheitert, fällt, wird beschädigt oder gar zerstört. Nun gut. Aber ist das Bild nicht etwas überdramatisiert für die Frage des Timings? Man stürzt ja nicht gleich ins Bodenlose wie der Trapezakrobat, wenn man mal eine Deutung versemmelt oder in der Musik einen Einsatz verpatzt.

Mittlerweile aber finde ich das Bild gerade in seiner Dramatik sehr angemessen, wenn man einen weiteren, grundlegenden Kontext begreift, in dem es gelesen werden kann, ja, gelesen werden muss: den Kontext der Zeit, in der wir leben mit den multiplen Krisen der Pandemie, der Klimakatastrophe und den Kriegen. Der Sammelband dokumentiert ein Symposion der Deutschen Gesellschaft für Psychoanalyse und Musik. Viele Hände, Worte, Gedanken müssen ineinandergreifen, damit ein Symposion geplant, durchgeführt und publiziert wird. Es gehören Mut, Beharrlichkeit und die Bereitschaft, viel Arbeit auf sich zu nehmen, dazu, dies ins Werk zu setzen. Dass dies erneut gelang, ist alles andere als selbstverständlich. Der zuvor jährliche Rhythmus der Symposien war seit 2019 unterbrochen, das gewohnte Timing war zerbrochen. Zwar sind es »nur« vier Jahre, die zwischen den beiden Symposien liegen, trotzdem leben wir heute in einer vollständig veränderten Welt. Die Pandemie, die Kriege in der Ukraine und im Nahen Osten, das Erstarken rechtspopulistischer Parteien bei gleichzeitig fortschreitender Klimakatastrophe haben die Wahrnehmung der Welt vollständig verändert.

Man glaubt, in eine andere Zeit zu blicken, wenn man sich an diese noch junge Vergangenheit zurückerinnert: Interessen haben sich seither verlagert, drängende Probleme schieben sich gebieterisch in den Vordergrund. Ist es nicht ein

Luxusproblem, sich mit Musik zu beschäftigen, während das Polareis schmilzt und sich im politischen Raum ungeahnte regressive Verzerrungen der Realitätswahrnehmung ohne Hoffnung auf einen baldigen Wendepunkt formieren? Ist die Beschäftigung mit Musik nicht Eskapismus in reinster Form?

Nein, das ist nicht der Fall. Das Musikleben ist Teil unserer differenzierten Kulturlandschaft. Musik mit all ihren unbewussten und gesellschaftlichen Implikationen psychoanalytisch zu durchdringen ist immer noch ein junges Wissensfeld, das ständig neue Perspektiven hervorbringt und die geistige Landschaft national und international bereichert. Natürlich wird es den meisten von uns so gehen, dass ökologische und politische Fragen uns heute mehr umtreiben als vor vier Jahren. Aber bedeutet dies, dass wir unsere Liebe zur Musik und zum Durchdenken der Musik aufgeben sollten?

Keinesfalls! Psychoanalytisch zu denken und zu forschen hat eine politische Dimension: Dem regressiven Druck der Primitivierung gesellschaftlicher Denk- und Entscheidungsmuster setzt die Psychoanalyse ihre differenzierte Analyse entgegen. Das erhält und entwickelt Kultur. Die Pandemie und die dramatische Verschiebung der Interessen haben in der Kulturszene beträchtliche Verwüstungen hinterlassen. Insbesondere dort, wo Kultur nicht staatlich subventioniert ist, sind viele musikalische Formationen zerbrochen, Spielorte haben ihre Tore geschlossen und werden nicht wieder öffnen. Gewohnheiten haben sich geändert, neue Themen sind aufgetaucht. Von dieser Dynamik ist auch die Deutsche Gesellschaft für Psychoanalyse und Musik betroffen. Es war nicht sicher, dass die Hände wieder ineinandergreifen und ein neues Symposion planen, organisieren, durchführen und publizieren. Genau das aber konstituiert dieses Wissensfeld. Es überlebt tatsächlich nur, wenn diese Initiative von einer Gruppe getragen wird.

Das erste Symposion nach dieser Zeitenwende zu veranstalten, berechtigt zur Hoffnung, dass das Timing, der Rhythmus und Lebendigkeit dieser Begegnung wieder in den Tritt kommen und die psychoanalytische Erforschung der Musik weiter Bestand haben wird. Die Qualität der Beiträge rechtfertigt diese Bemühung allemal. Verstehen wir alle Texte also doppelt: als die profunde wissenschaftliche Analyse, als die sie uns imponieren, und als ein Dokument der Resilienz dieses Forschungsfeldes zugleich!

Ich danke allen Personen, die am Gelingen dieses Bandes mitgewirkt haben, und wünsche der Leserin und dem Leser viel Vergnügen bei der Lektüre.

Sebastian Leikert
Vorsitzender der Deutschen Gesellschaft für Psychoanalyse und Musik

Vorwort

Jahrbuch für Psychoanalyse und Musik • Band 6 (2025), 9–10
https://doi.org/10.30820/9783837934113-9
www.psychosozial-verlag.de/pum

In der Zeit sein, in ihr mit dem eigenen Körper und somit in Prozessen zu sein, ist unserem menschlichen Sein unabdingbares conditio sine qua non. Aus dem mitlaufenden, ja selbstverständlichen Strom der Zeitlichkeit werden Psychoanalytiker:innen und Musiker:innen aufmerksam auf ein Phänomen, dass sich als Timing beschreiben lässt. Dabei wird dieser Begriff sowohl für ein innerpsychisches als auch vor allem interpsychisches Geschehen gebraucht. Die Suche nach dem richtigen oder einem guten Timing kennzeichnet nicht nur improvisatorische Prozesse in der Musik sowie interaktionelle Prozesse in Psychoanalyse und -therapie. Sich zu treffen oder sich zu verpassen, zu früh oder zu spät zu sein, unterliegt unbewussten Impulsen oder Verfassungen, die sich im Behandlungszimmer erleben lassen.

Gutes sowie misslungenes Timing ist spürbar, evident und dennoch schwer objektivierbar. Selbst in musikalischen Prozessen geht Timing über zähl- oder erfassbare Rhythmusstrukturen hinaus. Timing ist mit der Qualität des Kontaktes untrennbar verbunden. Dieser, als emotionale Bewegung dem Körper innewohnend, macht die Frage nach Timing in Psychoanalyse und Musik spannend.

Sich im Behandlungszimmer im gemeinsamen Miteinander zu verpassen oder zu treffen, ähnelt das nicht im Kern dem »attunement« zwischen Baby und Mutter und ist diese Begegnung nicht letztlich sehr musikalisch, weil sie in Rhythmen und Zeiterleben eingebunden ist? Mit der Geburt beginnt die Trennung in zwei Organismen, in zwei Rhythmen und Beats, die im frühen Dialog immer wieder neu zueinanderfinden müssen, damit psychisches Wachstum stattfinden kann; nicht unähnlich dem, was in unseren therapeutischen Behandlungszimmern stattfindet und auch auf einer anderen Ebene unter Musikern geschieht, die sich in der Improvisation zwischen der Individualität und dem Gemeinsamen hin und her bewegen.

Insofern gehen wir davon aus, dass sich die basale Ebene des Timings in der frühen Mutter-Kind-Interaktion ereignet und strukturell prägend weiterwirkt.

Das körperlich-stimmliche Interagieren von Baby und Mutter/Vater ist wie eine Akrobatik existenzieller Begegnungen. Im unermüdlichen Suchen, Finden, Verpassen und erneut Suchen bildet sich psychische Matrix. In dieser körperlich-seelischen Struktur ist das Erleben von Zeit und Zeitlichkeit eingeschrieben als subjektive Qualität in der Beziehungsgestaltung zu sich selbst und zum Anderen. Im Bild des Akrobatenpaares, das sich im freien Fall treffen oder verfehlen kann, ist die hohe Spannung, ja die durchaus existenzielle Dimension des Timings sichtbar, die in der frühen Begegnung zwischen Kind und Mutter/Vater wurzelt und im Körper eingeschrieben bleibt.

Wir zeigen in den Beiträgen dieses Buches, das aus dem 13. Symposion der Deutschen Gesellschaft für Psychoanalyse und Musik 2023 entstanden ist, auf, wie sich diese Akrobatik fortschreiben lässt und in verschiedenen musikalischen, musikwissenschaftlichen und psychotherapeutischen Kontexten wieder auffindbar ist.

Timing als Begriff für ein komplexes Geschehen hat uns inspiriert und bereichernde Begegnungen ermöglicht. Vier der sechs Beiträge wurden auf dem Symposion als Vorträge bzw. Performance gehalten. Die Beiträge von Annegret Körber und Gisela Linnen sind als freie Beiträge dazu gekommen, weil sie sich gut in das Thema integrieren.

Wir hoffen, dass auch den Leser:innen diese Bereicherung zugänglich wird!

Bremen, August 2024
Antje Niebuhr & Thomas Ganser

Zur Melodie relationaler Deutungen

Timing und Dosierung im psychoanalytischen Prozess und im Anwendungsdiskurs (am Sonderfall des Nahostkonflikts)

Martin Altmeyer

Jahrbuch für Psychoanalyse und Musik • Band 6 (2025), 11–21
https://doi.org/10.30820/9783837934113-11
www.psychosozial-verlag.de/pum

Zusammenfassung: Aus Anlass des barbarischen Überfalls radikalislamistischer Horden, die am 7. Oktober 2023 aus dem Gaza-Streifen in den Süden Israels eindrangen – ein Zivilisationsbruch ohnegleichen, begangen vier Wochen vor dieser Konferenz –, wird die Melodie relationaler Deutungen zunächst am Beispiel des Nahostkonflikts und dann erst im klinischen Kontext untersucht. Drei Thesen werden diskutiert. Erstens: Der anhaltende Konflikt zwischen Israel und den Palästinensern gehorcht einem fatalen Wiederholungszwang, der nur mit dem Ziel einer Zwei-Staaten-Lösung durchbrochen werden kann. Zweitens: Musikalische Begriffe wie Konsonanz, Dissonanz und Resonanz sind geeignet, das Geschehen zwischen Therapeut und Patient im psychoanalytischen Setting zu erfassen. Drittens: Jede »hinreichend gute« Deutung stellt eine leichte, aber verkraftbare Kränkung des Patienten dar, wobei es auf Timing und Dosierung ankommt.

Schlüsselwörter: Relationale Deutung, Wiederholungszwang, Nahostkonflikt, Übereinfühlung, narzisstische Kränkung

Wer an der Verbindung von Psychoanalyse und Musik interessiert ist, weiß natürlich, dass Hanns Eisler gemeinsam mit Theodor W. Adorno das Buch *Komposition für den Film* (1949) geschrieben und zusammen mit Bertolt Brecht als Texter Songs und Stücke verfasst hat, etwa *Die Dreigroschenoper* mit der Moritat von Mackie Messer. Weniger bekannt ist ein überliefertes Bonmot des umfassend gebildeten und politisch engagierten Komponisten: »Wer nur etwas von Musik versteht, versteht auch davon nichts«. In seiner dialektischen Raffinesse kann man diesen Satz auch auf unser Metier übertragen: »Wer nur etwas von Psychoanalyse versteht, versteht auch davon nichts«. Aus gegebenem Anlass weise ich daraufhin, dass die Melodie relationaler Deutungen nicht nur für den psychoanalytischen Behandlungsprozess Gewicht hat, sondern auch für eine angewandte Psychoanalyse. Nach ihren Höhenflügen während und nach der antiautoritären Revolte von 1968, als sie mit gewagten Geschichts-, Gesellschafts- und Zeitdeutungen aufwarten konnte, scheint sie heutzutage verstummt. Offenbar reicht nicht einmal ein weltpolitisches Schreckensereignis, das vier Wochen vor dieser Tagung den seit 1948 schwelenden Nahostkonflikt erneut entflammt und den Judenhass weltweit angefacht hat, um einen Anwendungsdiskurs der Psychoanalyse wiederzubeleben, der in den Fängen der klassischen Trieborthodoxie seit Langem ermattet scheint.

Das Judenpogrom vom 7. Oktober 2023 und ein fataler Wiederholungszwang im Nahostkonflikt: Fragen des psychoanalytischen Anwendungsdiskurses

Nach dem barbarischen Massaker, das die in Gaza seit fast 20 Jahren herrschende Hamas zusammen mit anderen radikalislamischen Gruppierungen am 7. Oktober 2023 im Süden Israels anrichtete, herrschte in den psychoanalytischen Szenen, abgesehen von pflichtgemäßen Stellungnahmen, ein beredtes Schweigen. Der mörderische Überfall auf mehrere Kibbuzim und ein von Jugendlichen aus aller Welt besuchtes Technomusikfestival, das schlimmste Judenpogrom seit dem Holocaust, hat das um seine Existenz kämpfende Israel traumatisiert: fast 1.200 Menschen auf grausame Weise ermordet, viele davon zuvor verspottet, gefoltert, vergewaltigt, darunter zahlreiche Kleinkinder, Frauen, ältere Menschen, ganze Familien, mehr als 230 als Geiseln über die Grenze verschleppt und in unterirdischen Tunnels festgehalten (viele von ihnen bereits verstorben oder von Geiselnehmern und Gefängniswächtern umgebracht). Das von unbeschreiblichen Perversionen begleitete Gemetzel ist von den aus dem Gaza-Streifen eingedrungenen Todesschwadronen mit eigens mitgebrachten Kameras selbst gefilmt und noch im Blutrausch triumphierend ins Netz gestellt worden, um sich im makabren Weltruhm angeblicher Widerstandskämpfer zu sonnen.

Der Psychoanalyse nahestehende Linksintellektuelle mit postkolonialem und antizionistischem Weltbild rechtfertigten den eklatanten Zivilisationsbruch, indem sie ihn im Zusammenhang mit der israelischen Besatzungspolitik »kontextualisierten« (Slavoj Zizek zur Eröffnung der Frankfurter Buchmesse im Oktober 2023) oder gar als »Akt des bewaffneten Widerstands legitimierten, der weder ein »terroristischer Angriff« noch eine »antisemitische Attacke« gewesen sei (Judith Butler bei einer Diskussionsrunde der »Paroles d'Honneur« in Frankreich Ende Februar 2024).

Zur moralischen Verwirrung trug allerdings auch eine unbestreitbar völkerrechtlich gedeckte militärische Gegenwehr Israels bei, die von den Angreifern bewusst provoziert war, um sich vor der Weltöffentlichkeit als unschuldiges Opfer zu präsentieren, jedoch mit Zehntausenden von zivilen Opfern im Gaza-Streifen inzwischen längst dazu dient, eine von rassistisch-rechtsradikalen und ultrareligiös-messianischen Parteien dominierte, politisch längst abgewirtschafteten Regierung Netanjahu, die zuvor die Unabhängigkeit der israelischen Justiz attackiert und alle Warnungen vor dem mörderischen Angriff aus dem Gaza ignoriert hatte, im Amt zu halten (ohne dass zur Zeit der Abfassung dieses Textes, fast ein Jahr nach dem Beginn des Krieges, ein Waffenstillstand und die Freilassung der verbliebenen Geiseln in Sicht wäre, geschweige denn ein dauerhafter Frieden).

Als Israel zur Selbstverteidigung überging, verlangte eine denkwürdige Koalition aus rechten, linken und radikalislamischen Gruppierungen auch in Deutschland auf Plakaten und skandierte in Sprechgesängen »From the river to the sea – Palestine must be free!« – eine Kampfparole, die auch von der Israelboykottbewegung BDS proklamiert wird und nichts anderes bedeutet als die unverhohlene Drohung, Israel auszulöschen. »Befreit Palästina von deutscher Schuld!«, riefen die Querdenker in Berlin, womit sie auf jene Erinnerungskultur in Deutschland zielten, die bei der rechtsradikalen AfD unter dem Begriff »Schuldkult« firmiert.

Dasselbe hatte der linksterroristische Kommunarde Dieter Kunzelmann im Sinn, als er vor fast 50 Jahren den Deutschen einen neurotischen »Judenknax« attestierte, bevor er für den 9. November 1969, dem 31. Jahrestag der Judenpogrome von 1938, ein Bombenattentat auf das jüdische Gemeindehaus in der Berliner Fasanenstraße in Auftrag gab; es scheiterte zum Glück an einer aufmerksamen Reinigungsfrau, die am frühen Morgen des Shabbat den Zeitzünder rechtzeitig entdeckte.

Bereits im Jahr 2022 hatte auf der Documenta 15 das aus Indonesien stammende Kuratorenkollektiv Ruangrupa eine Reihe antisemitischer Kunstwerke präsentiert, von denen ein besonders prominent platziertes Großformat – *People's Justice*, ein Erzeugnis des Künstlerkollektivs Taring Pardi, das mit seiner stereotypen Bildsprache Juden in übelster Nazimanier zeichnete – unter dem Protest der Öffentlichkeit zunächst überdeckt und schließlich entfernt wurde. Im Jargon antiwestlich-postkolonialer Glaubensbekenntnisse, mit dem die Einzigartigkeit des Holocausts infrage gestellt wird, verteidigten die Kuratoren ihre Auswahl gegen alle Kritik und warfen den Kritikern vor, »deutsche Schuld und Geschichte auf den palästinensischen und andere antikoloniale Kämpfe zu projizieren und zu übertragen«.

In ihren Adorno-Vorlesungen von 2023 zum Thema Antisemitismus schaffte es Ilka Quindeau, Psychoanalytikerin und zeitweise Präsidentin der Internationalen Universität in Berlin, in der Frankfurter Universität unter der Ägide des legendären Instituts für Sozialforschung nicht etwa den plumpen Judenhass in der weltweit beachteten Großausstellung zu thematisieren, sondern die massive Kritik an den Kuratoren von Ruangrupa mit Hinweis auf deren Hautfarbe als »unbewussten Rassismus« zu deuten, während sie das Entfernen des inkriminierten Kunstwerks als »Akt der Verdrängung« verstehen wollte.

In der Wirklichkeit des Nahostkonflikts herrscht seit Jahrzehnten ein kollektiver Wiederholungszwang mit periodisch aufflammenden Aufständen und kriegerischen Auseinandersetzungen, aus dem es keinen Ausweg zu geben scheint – es sei denn, die Konfliktpartner teilen sich das Land, auf das beide Anspruch erheben, im Rahmen einer halbwegs friedlichen Koexistenz zweier Nachbarstaaten. »Den historischen Wiederholungszwang überwinden. Für eine Zweistaatenlösung im Nahost-Konflikt« lautet der Titel eines Essays, den ich gemeinsam mit Daniel Cohn-Bendit geschrieben habe (zugänglich auf *SPIEGELonline* seit 6. November 2023). Unser Text beginnt mit folgenden Sätzen, die am Ende meines Ausflugs in den dringend erneuerungsbedürftigen Anwendungsdiskurs der Psychoanalyse stehen sollen:

> »Im Rückblick wird man über eine makabre Ironie der Geschichte erschrecken: dass ausgerechnet das monströse Blutbad, welches eine islamistische Terrororganisation aus Gaza in Israel angerichtet hat, den nach wie vor ungelösten Nahostkonflikt wieder auf die Tagesordnung der Weltpolitik setzt; dass ausgerechnet der systematisch entfesselte, medial inszenierte und in die Tat umgesetzte Judenhass dazu führt, auch Fehlentwicklungen innerhalb der israelischen Gesellschaft, etwa die Duldung und Förderung der völkerrechtswidrigen Siedlungspolitik im Westjordanland, ins Licht der öffentlichen Aufmerksamkeit zu rücken; dass ausgerechnet jener palästinensische Widerstand, der seinen Zivilisationsbruch zur Befreiungsaktion umdeutet, auf Gewalt verzichten und die Existenz Israels anerkennen muss, wenn Palästina einst als anerkannter Nachbarstaat entstehen soll; und dass ausgerechnet das in seinen Grundfesten traumatisch erschütterte Israel sich zur schmerzhaften Einsicht durchringen muss, den immer wieder gescheiterten Friedensprozess erneut in Gang zu setzen. Für eine solche Zukunftsvision, behaupten wir mit dem nötigen Geschichtsoptimismus, gibt es keine Alternative, so unwahrscheinlich die Zwei-Staaten-Lösung gegenwärtig klingen mag«.

Auch eine solche Lösung des Konflikts zwischen Israel und Palästina, nämlich die Trennung in zwei Staaten bei wechselseitiger Anerkennung, wie sie unter Vermittlung eines starken Dritten am Horizont aufscheint, hängt letzten Endes vom richtigen Timing und einer angemessenen Dosierung ab, nur eben im krisenhaften Entwicklungsprozess einer unruhig gewordenen Welt, in der religiöser Eifer, kultureller Tribalismus und politischer Fundamentalismus auf dem Vormarsch scheinen, während die Sozialmedien als Brandbeschleuniger für Entzivilisierung und Polarisierung fungieren.

Konsonanz, Dissonanz, Resonanz: Musikalische Metaphern für das Geschehen zwischen Analytiker und Analysand

Zurück zum ursprünglichen Thema, dem Timing und der Dosierung im psychoanalytischen Prozess aus Sicht einer relationalen Psychoanalyse. Der Paradigmenwechsel vom klassischen Trieb- zum modernen Beziehungsmodell des Seelenlebens hat unsere professionell eingespielten Denk-, Rede- und Handlungsgewohnheiten auf sämtlichen Ebenen der Psychoanalyse irritiert: der metatheoretischen, der entwicklungspsychologischen, der klinischen und nicht zuletzt der Ebene ihres Anwendungsdiskurses (s. Altmeyer & Thomä, 2016). Mit Musik hat diese »intersubjektive Wende« oder ihr »relational turn« schon deshalb viel zu tun, weil es hier wie da um das gekonnte Zusammenspiel der Beteiligten geht, um die Phrasierung, die Klangfolge und den Rhythmus der Stücke samt der Platzierung von Intervallen. Es ist jene Melodie, die in der Beziehung zwischen Analytiker und Patient entsteht – mit all ihren zwischenmenschlichen Resonanzwirkungen, Konsonanzen wie Dissonanzen, die eine moderne Psychoanalyse in den Blick nimmt, um daraus relationale Deutungen zu gewinnen.

Nicht zufällig stammt der Resonanzbegriff aus der musikalischen Tradition. Von dort erst ist er über die empirische Säuglingsforschung in die moderne Psychoanalyse eingewandert, wo die identitätsbildende Funktion eines Widerhalls aus der Umwelt, eines Echos anderer Menschen auf Äußerungen des Selbst, einer intersubjektiven Spiegelung des Subjekts endlich angemessen gewürdigt werden. Auch im zeittypischen Drang nach medialer Sichtbarkeit wird ein elementares Resonanzverlangen erkennbar, das zur Conditio humana gehört und zugleich als psychosoziales Bindemittel funktioniert. Denn ebenso wie das Gehirn ist auch die Psyche ein Beziehungsorgan, für Umweltresonanzen enorm empfänglich (Fuchs, 2007; Altmeyer, 2016).

Wie uns Entwicklungspsychologie, Neurobiologie, Sozialphilosophie oder evolutionäre Anthropologie in ihren avancierten Versionen lehren, steht ein elementares Bedürfnis nach Resonanz am Beginn jeder seelischen Entwicklung. Es verbindet bereits den Säugling psychisch mit seiner sozialen Umwelt, von der er sich gehalten und in die er sich eingebettet fühlt, falls diese, um mit Winnicott zu reden, »gut genug« ist und das heißt zunächst: hinreichend resonant. Ein Leben lang braucht der Mensch ein Mindestmaß an Umweltantworten, um zu erfahren, was er kann, was er darf oder sich zutraut und wer er ist.

Darin unterscheidet sich Winnicotts intersubjektive Identitätsformel vom cartesianischen *Cogito ergo sum*, nicht länger: »Ich denke, also bin ich!«, sondern: »Wenn ich sehe und gesehen werde, so bin ich!« (Winnicott, 1995, S. 128ff.; vgl. auch Altmeyer, 2019). Dessen »potenzieller Raum« zwischen Innen- und Außenwelt bildet zugleich einen Resonanzraum, in dem neben dem Übergangsobjekt auch Kreativität, Kunst und Musik zu Hause sind.

Im Unbewussten bleibt das zwischenmenschliche Grundbedürfnis nach Resonanz weit über die Kindheit, Pubertät und Adoleszenz hinaus virulent. Frühkindliche Resonanzerfahrungen werden im impliziten Gedächtnis als grundlegendes Beziehungswissen aufbewahrt. An derartige Resonanzspeicher kann eine digitale Moderne andocken, die ihrerseits Sichtbarkeit und Beachtung verspricht.

Dieses Resonanzversprechen, in den alten Medien ein Privileg der Schönen, Reichen und Berühmten, die sich schon immer selbst darstellen durften, richtet sich in den neuen Medien an sämtliche User. Die interaktiven Medien mit ihren leicht zugänglichen Plattformen und Schaubühnen stehen inzwischen Jedem und Jeder offen, auch marginalisierten Bevölkerungsschichten, den sozialen, religiösen oder sonst wie ausgegrenzten Minderheiten. Leider werden sie aber auch von modernen Internetbetrügern, Pornoanbietern, Verschwörungstheoretikern oder Trollfabriken genutzt, und nicht zuletzt von gewaltbereiten Terrorgruppen, Attentätern oder »Schläfern«, die auf ihre Stunde warten.

Meine eigene Haltung zur Medialisierung des Alltagslebens ist neugierig-interessiert, jener Grundeinstellung einer gleich schwebenden Aufmerksamkeit vergleichbar, die unsere Profession in der Begegnung mit Patienten wie selbstverständlich einnimmt, die ihr gegenüber soziokulturellen Phänomenen der modernen Lebenswelt aber häufig misslingt. Dabei verrät uns die enorme Anziehungskraft der interaktiven Medien – im Guten wie im Bösen – einiges über die soziale Natur des Seelenlebens. Und sie zeigt uns, wie sich mit der Modernisierung der Lebenswelt in hoch vernetzten Kommunikationsgesellschaften auch die zeitgenössische Psyche modernisiert und das Verhältnis von Innen- und Außenwelt verändert.

Offenbar profitieren die Bewohner der digitalen Moderne von der psychosexuellen und alltagskulturellen Liberalisierung, die seit den 1970er Jahren mit der Lebenswelt auch die Generations- und Geschlechterbeziehungen nachhaltig entspannt haben. In der Binnenstruktur moderner Familien haben eine freiheitliche, abweichungstolerante, kommunikationsbereite, verhandlungsorientierte und auf wechselseitige Anerkennung gerichtete Erziehung sowie der partnerschaftliche Umgang miteinander der natürlichen Zeigelust, Kommunikationsfreude und Interaktionsbereitschaft von Kindern und Jugendlichen mehr Raum gegeben, als das früher der Fall war. Das wiederum hat nicht nur Selbstbewusstsein, Sozialkompetenz und Wohlbefinden der nachwachsenden Generation gefördert, sondern zu einer generellen Auflockerung psychischer Strukturen beigetragen.

Mit Freud könnte man sagen: das Es weniger triebhaft, das Ich weniger starr, das Über-Ich weniger streng, die Konflikte zwischen den Instanzen weniger scharf und die Beziehung zur äußeren Realität versöhnlicher.

Der Entwicklungspsychologe Martin Dornes (2012) spricht von der »postheroischen« Persönlichkeit, einem vergleichsweise offenen, flexiblen, lebendigen und sensibler gewordenen Sozialcharakter, der für die gegenwartstypischen Umstellungs- und Performanzanforderungen psychisch gut vorbereitet, aber zugleich auch labiler und störungsanfälliger scheint. Ich selbst bevorzuge die Metapher eines »entfesselten Selbst« (Altmeyer, 2023), das zwischen Befreiung und Enthemmung navigiert.

In unseren Behandlungsräumen erleben wir die Ambivalenz dieser Entfesselungsdynamik beispielsweise mit jüngeren Patienten aus der Generation Z, insbesondere dann, wenn sie sich der »woken« Szene moralisch hochsensibler, diskriminierungsbewusster und politisch hellwacher Zeitgenossen zurechnen. Aber das wäre ein eigenes Thema, dem ich in meinem Versuch einer Gegenwartsdiagnose ein eigenes Kapitel widme: Sackgassen in ›Wokistan‹ (Altmeyer, 2023, Kap. 13).

Wie die frühe Mutter-Kind-Interaktion einem Tanz ähnelt, gleicht die psychoanalytische Begegnung einer gemeinschaftlichen Komposition. Weil das Stück jedoch von zwei Menschen produziert und aufgeführt wird, sind gelegentliche Misstöne und Verstimmungen unvermeidlich. Bei der Suche nach Resonanz im Austausch von Kind und Mutter/Vater oder von Patient und Therapeut zeigen sich neben Momenten der Konsonanz manchmal auch solche der Dissonanz. Beim Versuch sich miteinander zu verständigen, herrscht nicht immer Harmonie, sondern gelegentlich auch Disharmonie.

So entstehen Missverständnisse, ergeben sich unterschiedliche Wahrnehmungen, zeigen sich gegensätzliche Bewertungen. Ein bevorzugtes Feld möglicher

Dissonanz oder Disharmonie liefert die Deutungsarbeit selbst, insbesondere dort, wo die klassische Psychoanalyse vom »Widerstand« des Patienten spricht, der wiederum zu »Widerstandsdeutungen« des Therapeuten führen kann. Was hat es damit auf sich?

Problematische Übereinfühlung: Die psychoanalytische Deutung als unvermeidliche Kränkung

Deutungen irritieren in aller Regel jenes Selbst- und Weltbild, das Patienten in die Analyse mitbringen. Diese hadern zwar meist mit sich und wollen sich bewusst ändern. Im Unbewussten halten sie jedoch gelegentlich an ihrer Störung fest, indem sie sich zu Opfern von widrigen Umständen oder der bösen Welt »da draußen« machen. Bestandteil dieser unbewussten Fixierung von Patienten ist dann die Gewissheit, wer oder was für ihr seelisches Unglück verantwortlich ist: die depressive Mutter, der autoritäre Vater, die unglückliche Partnerschaft, das anstrengende Berufsleben, die soziale Kälte der Konkurrenzgesellschaft, die Zumutungen der Globalisierung und vieles mehr.

Nun sollen sie auf der Couch plötzlich Verantwortung für ihr Leben übernehmen, die sie lieber an den Analytiker abgäben. Von ihm erwarten sie nämlich Bestätigung für die eigene Perspektive auf ihr Leiden, die sie im besten Fall aber nicht bekommen. Denn eine Bestätigung der Opferposition wäre ein therapeutischer Kunstfehler, sie würde das in der Störung fixierte Selbst- und Weltbild verstärken, statt es zum Thema der Behandlung zu machen.

In diesem Sinne enthält eine angemessene Deutung stets eine Kränkung (vgl. Reiche, 1999), die unter der Bedingung ausgehalten werden kann, dass es sich dabei – erneut beziehe ich mich auf Winnicott – um eine »optimale Versagung« auf Basis einer »hinreichend guten« therapeutischen Beziehung handelt. Unter der Bedingung, dass Timing und Dosierung einer Deutung stimmen, auch wenn diese zunächst kränkend oder verstörend wirken mag, kann sie angenommen und kreativ verwendet werden. Insbesondere dann, wenn Patienten darin etwas Überraschendes, etwas Neues entdecken, das die eigene Perspektive auf sich selbst und ihre Umwelt verändert.

Mitunter übertreiben wir es mit unserer Einfühlung, um dem leidenden Menschen, der auf der Couch liegt oder uns gegenübersitzt, solcherart Kränkungen zu ersparen. Dann verzichten wir auf eine passende Deutung, von der wir befürchten, dass sie vielleicht verletzend wirken könnte, gerade wenn wir unserem

Patienten allzu nahe sind. Womöglich wissen wir dann »zu gut«, was er oder sie braucht. Doch Empathie kann auch in die Irre führen, wie sich am Phänomen der Überidentifikation mit Analysanden zeigen lässt.

Dabei handelt es sich um eine Spielart jener emotional überfrachteten Einfühlung, der Bloom (2016) in seinem Buch mit dem provozierenden Titel *Against Empathy* ein »vernünftiges Mitgefühl« *(rational compassion)* gegenüberstellt. Leider gehört zu den möglichen Folgen dieser gut gemeinten Zurückhaltung aus psychoanalytischer Überempathie, dass eine Behandlung stagniert oder gar scheitert, weil im symbiotischen Miteinander der nötige Abstand in der Psychotherapie verloren geht. Ohne angemessene Distanz zwischen den Beteiligten findet keine Entwicklung mehr statt, stattdessen herrscht therapeutischer Stillstand. Auch um eine »falsche Deutung« zurückzuweisen (durch den Analysanden) oder gar zurückzunehmen und zu korrigieren (durch den Analytiker), bedarf es einer analytischen Beziehung, die hinreichend Abstand und damit auch Raum für Dissens enthält.

Eine gesellschaftlich wirksame Variante der schonungsvollen Übereinfühlung findet sich übrigens bei den allzu »woken« Advokaten der Antidiskriminierung. Auch diese fühlen sich manchmal »zu gut« in ihre in verschiedener Hinsicht ausgegrenzte Klientel ein, die man schließlich vertritt, um ihr weitere Verletzungen zu ersparen. Eben dieses distanzlose Übermaß an Empathie steht im Hintergrund, wenn mentale Schutzzäune errichtet und sichere Räume *(safe spaces)* geschaffen oder vorsorgliche Triggerwarnungen eingesetzt werden.

Damit, so die Begründung, beuge man einer potenziellen Retraumatisierung von Menschen vor, die ohnehin traumatisiert seien und durch eine erneute Konfrontation mit dem Trauma weiteren Schaden nähmen. In Wirklichkeit untergräbt man mit dieser Art von maternalistisch oder paternalistisch gefärbter Fürsorglichkeit die Autonomie der Schutzbefohlenen. Man behandelt sie wie unmündige Kinder, denen Verantwortung für die eigene Lebensgeschichte abgenommen wird.

Paradoxerweise werden im identitätspolitischen Eifer Diskriminierungsmerkmale wie Hautfarbe, soziale Herkunft, religiöse Überzeugung, sexuelle Orientierung oder eine körperliche Behinderung, die im Zusammenleben eigentlich keine Rolle spielen sollen, ungewollt zum eigentlichen Identitätsanker, um den sich nun alles drehen soll. Dabei führt gerade die persönliche Auseinandersetzung mit den verletzenden Erlebnissen der eigenen Vergangenheit oder Gegenwart aus jener infantilen Opferhaltung heraus, die Autonomieentwicklung und Erwachsenwerden behindert.

Gewiss, die psychoanalytische Traumaforschung lehrt uns, dass die sozio- oder psychotherapeutische Verarbeitung von Traumaerfahrungen ihre Zeit braucht und anstrengend ist. Aber Erwachsene damit zu verschonen oder davor zu bewahren, lässt sie in jener Position kindlicher Hilflosigkeit und Abhängigkeit verharren, die von allzu fürsorglichen Sozialhelfern oder Psychotherapeuten in ihrem moralischen Narzissmus auch noch demonstrativ ausgestellt, um nicht zu sagen, agiert wird. Wenn Patienten auf ihrer Opferrolle insistieren, bieten sie unbewusst eine Falle an, in die wir nicht hineintreten dürfen. Wäre es nicht im Gegenteil unsere Aufgabe, ihnen dabei zu helfen, sich aus dieser Falle der Selbstviktimisierung zu befreien?

Kränkungen, die dabei mitunter entstehen, und Verstimmungen, die sie begleiten, gehören zur Melodie relationaler Deutungen dazu: Stets kommt es dabei auf das passende Timing und die richtige Dosierung an.

Literatur

Adorno, T.W. & Eisler, H. (1949). *Komposition für den Film*. Suhrkamp.

Altmeyer, M. (2016). *Auf der Suche nach Resonanz. Wie sich das Seelenleben in der digitalen Moderne verändert* (2. Aufl.). Vandenhoeck & Ruprecht.

Altmeyer, M. (2019). *Ich werde gesehen, also bin ich! Psychoanalyse und die neuen Medien*. Vandenhoeck & Ruprecht.

Altmeyer, M. (2023). *Das entfesselte Selbst. Versuch einer Gegenwartsdiagnose*. Psychosozial-Verlag.

Altmeyer, M. & Cohn-Bendit, D. (2023). Den historischen Wiederholungszwang überwinden. *SPIEGELonline* 6. November 2023.

Altmeyer, M. & Thomä, H. (Hrsg.). (2006). *Die vernetzte Seele. Die intersubjektive Wende in der Psychoanalyse* (4. Auflage, mit einem neuen Vorwort versehen, 2021). Klett-Cotta.

Bloom, P. (2016). *Against Empathy. The Case for Rational Compassion*. Harper Collins.

Dornes, M. (2012). *Die Modernisierung der Seele. Kind – Familie – Gesellschaft*. Fischer.

Fuchs, T. (2007). *Das Gehirn – ein Beziehungsorgan*. Kohlhammer.

Reiche, R. (1999). Subjekt, Patient, Außenwelt. *Psyche – Z Psychoanal, 53*(6), 572–596. [Auch in R. Reiche (2004). *Triebschicksal der Gesellschaft*. Campus].

Winnicott, D.W. (1995). *Vom Spiel zur Kreativität*. Klett-Cotta.

On the melody of relational interpretation
Timing and dosing in psychoanalytical process and applied psychoanalysis (in the special case of the Middle East conflict)

Abstract: Given the barbarian massacree committed by radical islamist hordes in southern Israel invading from Gaza on October 7th 2023 – an unprecedented break of civilisation four weeks before this conference – the melody of relational interpretation will be examined in the case of the Middle East conflict before the clinical process is explored in musical metaphors. I discuss three proposals. First: The persistent conflict between Israel and the Palestinians is following a fatal compulsion to repeat which can only be overcome by a two-state-solution. Second: The terms of consonance, dissonance and resonance in a musical sense are suitable to understand what is happening between therapist and patient within the analytic setting. Third: An interpretation by the analyst which is »good-enough« causes always a slight but manageable insult to the analysand's narcissism depending on timing and dosing.

Keywords: relational interpretation, compulsion to repeat, Middle East conflict, overempathy, narcissistic insult

Der Autor

Martin Altmeyer, Dr. rer. med. habil. Dipl.-Psych., Privatdozent für psychoanalytische Psychologie. Mitglied der IARPP (International Association for Relational Psychoanalysis and Psychotherapy). Letzte Veröffentlichungen: *Das entfesselte Selbst. Versuch einer Gegenwartsdiagnose* (Psychosozial-Verlag) 2023. »Die Erfindung einer ›Generation Angst‹« (*SPIEGELonline,* Juli 2024). Gemeinsam mit Daniel Cohn-Bendit: »Den historischen Wiederholungszwang überwinden. Für eine Zweistaatenlösung im Nahost-Konflikt« (*SPIEGELonline,* November 2023).

E-Mail: martin.altmeyer@t-online.de

Timing: Über das Spannungsfeld zwischen metronomischem Zugriff, gemeinsamen Glücksmomenten und subjektivem Absturz[1]

Überlegungen zum Hören und Fühlen von Zeitpunkt und Zeitraum in Musik und Psychoanalyse

Thomas Ganser

Jahrbuch für Psychoanalyse und Musik • Band 6 (2025), 23–46
https://doi.org/10.30820/9783837934113-23
www.psychosozial-verlag.de/pum

Zusammenfassung: In diesem Beitrag geht es um den Vergleich zwischen subjektiver und objektiver, »gelebter« und »gesetzlicher« Zeit. Angefangen mit den antiken Gottheiten, über eine knappe »Gerätekunde« der Zeitmessinstrumente, insbesondere des Metronoms, widmet sich der Autor schließlich den Schlagzeugern: Wie erobern sie sich im Laufe der Geschichte einen neuen Status? – angefangen vom entsubjektivierten Rhythmuslieferanten bis zum künstlerischen, interaktionsfähigen Individualisten. Offenbar gibt es nicht nur in der Psychoanalyse eine intersubjektive Wende?! Anhand von Beispielen aus dem Alltag von historischen und gegenwärtigen »Schlagzeuger-Erlebnissen« wird exemplarisch auf Ähnlichkeiten und Unterschiede zwischen musikalischer und psychoanalytischer »Zeitpraxis« verwiesen. Zum Beispiel: Wann ist der Zeitpunkt für eine gelungene musikalische oder therapeutische Intervention?

Schlüsselwörter: Zeiterleben, Zeitpunkt, musikalische Intervention, therapeutische Intervention, psychisches Strukturniveau, rhythmisches Strukturniveau

1 Der Text basiert auf einem Vortrag, gehalten am 05.11.2023 auf der »Timing«-Tagung der DGPM. Die ihn begleitende Powerpoint-Präsentation wurde aus technischen Gründen nicht integriert.

Vorbemerkungen

Musik und Psychoanalyse, das sind zwei wichtige Erfahrungsräume in meinem Leben. Da ist einmal mein Beruf als Psychoanalytiker, außerdem spiele ich als Pianist und Keyboarder seit 45 Jahren in Bands – von Rock n Roll bis Latin, Funk, R & B und Jazz war alles dabei. Ich will daher heute das Thema Timing in den Blick nehmen und dabei musikalische und psychoanalytische Aspekte parallel führen – und zwar mehr collagenartig-empirisch als durchdekliniert-wissenschaftlich. Außerdem werde ich mich in meinem Vortrag – anders als geplant – verstärkt um die Schlagzeuger kümmern. Das kommt, weil ein sehr wichtiger Freund und Schlagzeuger Anfang 2023 unerwartet gestorben ist. Mit ihm habe ich viel über Musik und Psychoanalyse gesprochen. Ihm widme ich meinen Vortrag. Und zum Gendern: Ich werde den Vortrag weitgehend in männlicher Form verlesen. Alle anderen sind natürlich mitgemeint.

Doch zunächst: Warum überhaupt Psychoanalyse und Musik, warum Timing?

Durch die Intersubjektive Wende wird aus dem schweigenden Analytiker der Ein-Personen-Psychologie zunehmend ein kommunikativer Analytiker der Zwei-Personen-Psychologie. Wie dabei heute jenseits einer sprachlich-deklarativen Semantik von »unbewusst zu unbewusst« kommuniziert wird, verbindet sich – nicht zuletzt vor dem Hintergrund der Ergebnisse der Säuglingsforschung – zu der Frage, ob es eine »Sprache vor der Sprache« gibt und wie diese beschaffen sei. Musik als »Befreiung vom Wort« wurde dadurch für die Psychoanalyse zu einer attraktiven Möglichkeit in der Sphäre des Ästhetisch-Relationalen Erfahrungsräume zu erkunden, von denen sich eine Erweiterung der psychoanalytischen Wahrnehmungskunst erhoffen lässt. Aber ist das wirklich so? Diesem Anliegen werde ich in meinem Vortrag an Phänomenen rund um Timing und Rhythmizität phänomenologisch und kleinmaschig nachgehen.

So geht es in diesem Vortrag um den Vergleich zwischen subjektiver und objektiver, »gelebter« und »gesetzlicher« Zeit. Angefangen mit den antiken Gottheiten, über eine knappe »Gerätekunde« der Zeitmessinstrumente, insbesondere des Metronoms, widme ich mich schließlich den Schlagzeugern: Wie erobern sie sich im Laufe der Geschichte einen neuen Status? – angefangen vom entsubjektivierten Rhythmuslieferanten bis zum künstlerischen interaktionsfähigen Individualisten. Offenbar gibt es nicht nur in der Psychoanalyse eine intersubjektive Wende?! Anhand von praktischen Beispielen aus dem Alltag von historischen und gegenwärtigen »Schlagzeuger-Erlebnissen« wird metaphorisch ein Vergleich zu psychoanalytischen Haltungen hergestellt: Wo sind Übereinstimmungen, wo die Unterschiede, etwa beim internalisierten Rhythmusniveau eines Musikers oder beim psychischen Strukturniveau eines Patienten? Wann ist der Zeitpunkt für eine gelungene musikalische oder therapeutische Intervention?

Ich beginne mit zwei Lesarten des Zeitlich-Rhythmischen:

1. Kronos: Timing als verobjektivierter Zeitfluss und Taktung
2. Kairos: Timing als Zeitpunkt und subjektive Gelegenheit

1 Kronos: Timing als verobjektivierter Zeitfluss und Taktung

Kronos wird in der griechischen Mythologie als Titan, als jüngster Sohn des Uranus und der Gäa erwähnt. Wer hat die Definitionsmacht über die Zeit? Da Kronos nach einer Weissagung durch eines seiner Kinder entthront werden sollte, verschlang er sie alle nach der Geburt bis auf den jüngsten Sohn, Zeus, den aber Rhea rettete; Kronos steht als Gott für die Herrschaft und das Gesetz der Zeit. Die antike Kunst stellt ihn meist als älteren bärtigen Mann – hier kinderverschlingend – dar (Abb. 1).

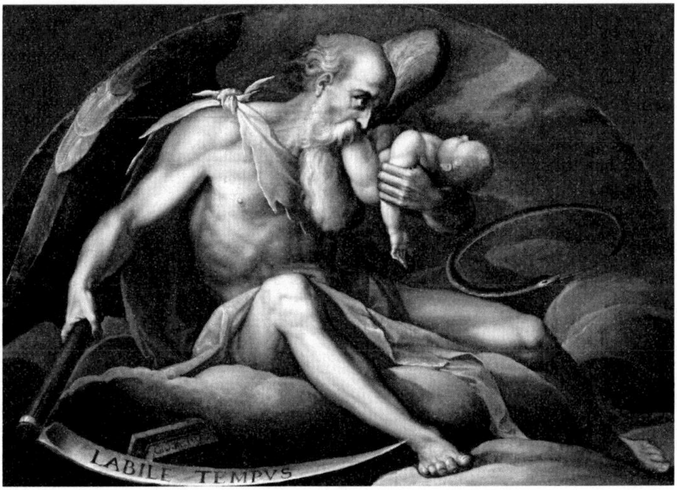

Abbildung 1: Giovanni Maria Butteri, *Chronos*, 1582–1585

Timing kann also als zeitgebendes Muster, als Taktung, als eine gegebene und zukünftig erwartbare Fließgeschwindigkeit, eine zeitliche Abfolge, verstanden werden. Sie bildet insofern eine zeitliche Ordnung, eine Struktur die ordnend, zwingend, stabilisierend oder auch synchronisierend erscheinen kann.

Exkurs: Zeit(-maschinen) in der Musik

Eine wirklich ereignislose Zeit gibt es nicht. Es geschieht immer etwas. Ohne Ereignisse gibt es gar keine Zeit, denn Zeit ist die Dauer von Ereignissen und kann deshalb strenggenommen gar nicht leer sein. Historisch gab und gibt es ein zunehmend ausgeprägtes Interesse, Zeit zu messen, um etwas zu koordinieren, zu definieren. Der entstehende Handel und der Einsatz von Maschinen in der Produktion erforderte zunehmend zeitliche Abstimmung. England führte Ende des 19. Jahrhundert die Greenwich Mean Time (GMT) ein, eine einheitliche Uhrzeit, benannt nach dem Stadtteil, wo sich die Londoner Sternwarte befindet. Zuvor hatte jeder Ort seine eigene Uhrzeit, und man kann sich lebhaft vorstellen, wie die Leute auf dem Lande zunächst Einspruch dagegen erhoben, wenn sie sich plötzlich nach der Londoner Zeit richten sollten.

Mit dem Philosophen Rüdiger Safranski (2015) können wir zunächst fragen, ist Zeit dasjenige, was Zeitmaschinen – Uhren – messen? Was, aber messen Uhren? Sie geben Antwort auf die Frage nach der Position von Ereignissen auf einer Skala, es geht also um das wann, den Zeitpunkt; oder sie geben Antwort auf die Frage nach der Länge von Abläufen im Nacheinander eines Geschehens, es geht also um das wie lange, die Dauer. Früher bezog man sich dafür auf Naturabläufe, deren wiederholtes Auftreten ein ähnliches oder gleiches Muster aufwies, die Bewegung der Gestirne oder der Sonne oder auch den Herzschlag. Solche rhythmischen Abläufe dienten als Maßeinheit für die Einteilung der Zeit und damit als Uhr. Hier gibt es mehrere Modelle wie zum Beispiel die Sanduhr oder noch später, etwa seit dem 14. Jahrhundert Räder-Uhren und dann, seit dem 17. Jahrhundert, die um einiges genaueren Pendel-Uhren. Aber es bleibt dabei: Stets handelt es sich um gleichmäßige Geschehensabläufe, mit deren Hilfe man die Dauer anderer, weniger regelmäßiger Geschehensabläufe misst. Interessant ist dabei, dass die immer feineren Techniken dazu führen, dass im Bewusstsein die Zeit verwechselt wird mit den Instrumenten, die sie messen.

> »Als ob die Zeit etwas wäre, das taktmäßig wie der Sekundenzeiger voranschreitet. Schon der Ausdruck ist missverständlich. Die Zeit schreitet nicht, eher fließt sie, aber auch das ist nur eine ziemlich hilflose Metapher. Zeit ist das Dauern, bei dem man ein Früher und Später markieren kann und dazwischen die Intervalle

zählt. Damit man innerhalb einer Zeitspanne etwas hat, das man zählen kann, muss es Ereignisse geben, und wenn es nur die Taktschläge der Uhr oder irgendwelche Schwingungen sind« (Safranski, 2015, S. 86f.).

Wenn man sich mit Timing in der Musik beschäftigt, stößt man unweigerlich auf die Zeitangaben, wie schnell eine bestimmte Taktlänge gespielt werden soll und mit welcher Dauer ein bestimmter Notenwert gespielt werden soll. Die Metronomangaben legen dies fest. Das Metronom ist *die* technische Materialisierung des Kronos: Metronom von griechisch »metron« (Maß) und »nomos« (Gesetz, Übereinkunft). Die Zahl, die auf dem Metronom eingestellt wird, gibt an, wie viele Schläge pro Minute gespielt werden sollen. Die Maßeinheit heißt heute Beats per minute = bpm. In der Klassik heißt das Äquivalent M.M. (Abb. 2), (Mälzels Metronom nach dem Erfinder Johann Nepomuk Mälzel, der es 1815 in Paris baute und in England patentieren ließ. Es gibt aber bereits Vorläufer im 9. Jahrhundert in Andalusien und 1696 veröffentlichte Étienne Loulié die Beschreibung eines Fadenpendel-Metronoms mit einer am Faden befestigten Bleikugel (Abb. 3).

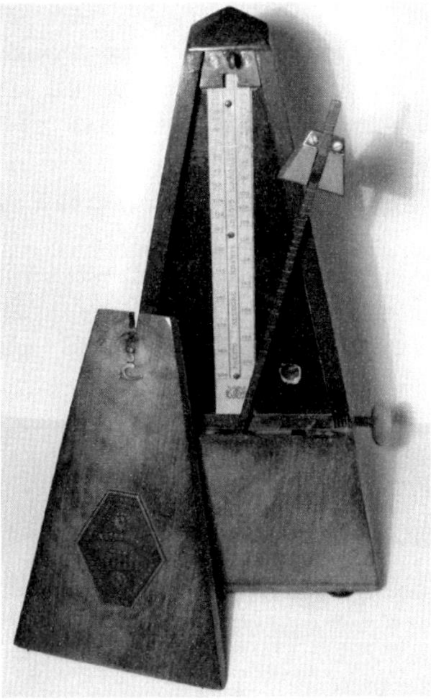

Abbildung 2: Metronom von Johann Nepomuk Mälzel, Paris 1815 (Wien, Kunsthistorisches Museum, Sammlung alter Musikinstrumente [Neue Burg]; https://de.wikipedia.org/wiki/Johann_Nepomuk_Mälzel#/media/Datei:Metronom_Mälzel_1815.jpg)

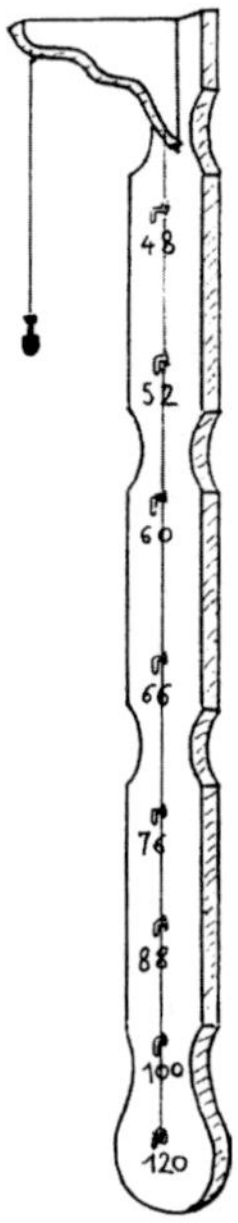

Abbildung 3: Étienne Louliés Chronomètre (E. Loulie (1969), Éléments ou principes de musique [S. 82f.]. Ballard; https://commons.wikimedia.org/wiki/File:Louli%C3%A9_m%C3%A9tr_muet.jpg)

Die Aufforderung eine derartige Maschine zu bauen, stammte von mehreren bekannten Musikern. Auch Ludwig van Beethoven wünschte sich, wie er später schreibt, eine präzisere Tempodefinition als die bisherigen Angaben (Adagio, Allegro, Presto etc.). Er war der erste Komponist, der zur Präzisierung der Tempoangabe seinen Werken eine Metronomangabe hinzufügte.

Nun, ich meine, die Beats-per-minute-Maschinen repräsentieren die Aufklärung in ihrer radikalen Form: Die Logik der Zahl dominiert dabei das mimetische Moment. Die Ausstattung mit Zahlen verhindert, sich den musikalischen Phänomenen nachahmend und eher anschmiegsam zu nähern. Wenn wir aber die ursprünglichen Tempoangaben lesen, wird deutlich, dass das Tempo in der Musik von Anfang an auf eine affektiv-leibliche Qualität und damit auf die Sphäre des Subjektiven verweist. Dem möchte ich kurz ein wenig nachgehen:

Ursprünglich wurde das Tempo nach Gefühl bestimmt, einzelne musikalische Traditionen hatten dazu spezielle Tempo*worte*, über die das Tempo mitgeteilt werden konnte. So verfügten etwa Haydn und Mozart über ein feingradiges System von über 300 Tempo-Modulen. Tempobezeichnungen in Form von in die Noten geschriebenen Eigenschaftswörtern kamen in der abendländischen Kunstmusik im 17. Jahrhundert auf. Da Italien zu jener Zeit lange das musikalische Innovationszentrum Europas war, etablierten sich italienischsprachige Tempo- und Ausdrucksbezeichnungen, die bis heute weltweit in der Musik üblich sind.

Bereits bei den *klassischen Tempobezeichnungen* klingt an, dass es um etwas anderes geht als Schläge pro Minute. Eine Auswahl:

- Bei den langsamen Tempi meint »larghissimo« sehr breit
- »grave« bedeutet schwer
- Bei den mittleren Tempi meint »andante« ruhig gehend
- Bei den schnellen Tempi meint »vivaccissimo« sehr lebhaft, sehr lebendig

Aber: Bei den Bezeichnungen für die Rückkehr zum vorgegebenen Tempo hören wir auch unschwer Gott Kronos, der zur Ordnung ruft:

- »Al rigiore di tempo!« = strikt im Tempo

Noch deutlicher wird der leiblich-sinnliche Gehalt der Tempobezeichnungen, wenn man sich die *ergänzenden Zusätze* anschaut. Eine Kostprobe:

- »teneramente« = zart, zärtlich
- »grazioso« = graziös, mit Grazie
- »con moto« = mit Bewegung
- »con spirito/spiritoso« = bewegt, feurig
- »amoroso« = liebevoll, mit Leidenschaft, amourös
- »con dolore« = mit Schmerz
- »con fuoco« = mit Feuer

Ich weiß nicht, wie es Ihnen geht? Was für eine Lebendigkeit! Ich fühlte mich sofort an die Vitalitätsaffekte von Daniel Stern erinnert. Besonders schön fand ich übrigens auch »subito« = plötzlich oder »risoluto« = entschlossen, zupackend. Ich ergreife also die Gelegenheit beim Schopfe, um Sie auf unseren zweiten Protagonisten *Kairos* hinzuweisen, der in der Sphäre der zeitlichen Gestaltung der Musik ebenso auftaucht, wie Kronos.

2 Kairos: Timing als Zeitpunkt und subjektive Gelegenheit

Kairos ist, wenn man so will, der Gott der Gelegenheit: Auf den Skulpturen und Bildern erscheint er am Kopf vorne mit Schopf, hinten ohne Haare und fordert versinnbildlichend dazu auf, die Gelegenheit beim Schopfe zu ergreifen, bevor sie vorbei ist (Abb. 4).

Timing als Zeitpunkt beschreibt also einen wertvollen, günstigen, vielleicht sogar die Wahl des »richtigen« Moments, der zustande kommt und eventuell intentional etwas bestimmtes bewirken will. Im Gegensatz zur objektivierten Chronologie kommt hier der Faktor der subjektiven Zeit ins Spiel: Was bedeutet *mir* die Zeit. Für meine Zwecke möchte ich daher den Kairos-Moment nicht nur auf ein punktuelles Ereignis begrenzen. Dies scheint mit etwas engführend. Daher schlage ich vor, den Kairos-Moment auch im Hinblick auf die ihn notwendig umgebende Sphäre zu erweitern, ohne die das Ergreifen einer Gelegenheit nicht denkbar wäre. Und das ist die Sphäre des Subjektiven, die subjektive Eigenzeit.

Zwar steht Kairos als subjektiver Zeitbegriff im Gegensatz zu Kronos, also der gleichförmig fließenden Zeit; das bedeutet aber nun nicht, dass alles alleine von meiner subjektiven Besetzung des zeitlichen Geschehens abhängt: Bereits

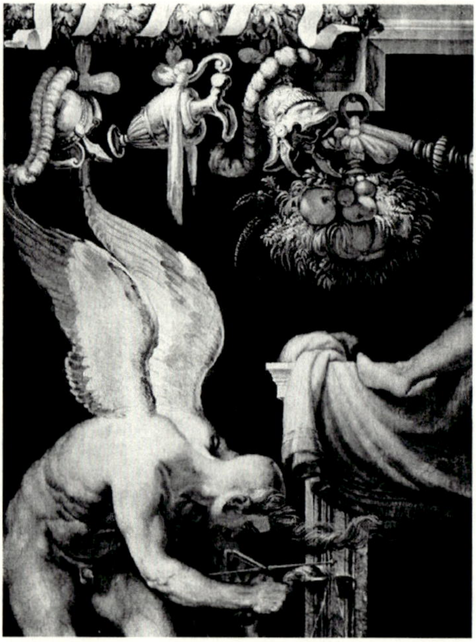

Abbildung 4: Kairos auf einem Fresko von Francesco Salviati im Audienzsaal des Palazzo Sacchetti in Rom, 1552/54 (https://commons.wikimedia.org/wiki/File:Francesco_Salviati_005.jpg)

den alten Griechen war der Kairos-Moment der Augenblick, der dem Menschen *schicksalhaft* entgegentritt, von ihm aber auch genutzt werden muss.

Musik als Kunst in der Zeit beherbergt beides, und die Musikwissenschaft weiß seit Langem, dass Musik in zwei verschiedenen Dimensionen der Zeit geschehen kann. Strawinsky nennt sie die »psychologische« und die »onthologische« Zeit. Rudolf Kassner spricht von der »gelebten« und der »gemessenen« Zeit. Zwischen beiden »Zeitlichkeiten« besteht ein Spannungsverhältnis. Wie begegnen sich Kronos und Kairos in der Welt des Schlagzeugspiels? Darum soll es nun gehen.

3 Entwicklungen des Schlagzeugspiels: Von der unnuanchiert-metronomischen zur organisch-künstlerischen Ordnung

Wenn man ein Instrument sucht, an dem sich die Fragen der Zeit in der Musik studieren lassen, dann ist die Beschäftigung mit dem Schlagzeug nicht die schlechteste Entscheidung. Erlauben Sie mir also – auch als Hommage an meinen verstorbenen

Freund – ein wenig bei der Geschichte des Schlagzeugs zu verweilen. Ich möchte hierbei verdeutlichen, wie Kronos und Kairos als zwei Prinzipen der zeitlichen Muster in der Musik zusammenwirken: An der Funktion und Person des Schlagzeugers lässt sich aufzeigen, wie das ursprüngliche Aufnehmen der zeitlichen Ordnungsfunktion – also Kronos – im Laufe der Geschichte des Jazz zu einem Umschlag führen, durch den sich das taktgebende, metrische Begleit-Moment des Schlagzeugspiels in ein subjektiv-gefärbtes Ausdrucksvermögen transformiert – also Kairos. Rhythmische Ordnung und Gelegenheit zum »catch the moment« mit anderen Musikern einer improvisierenden Jazzband zeugen so schließlich von dem kreativen Spannungsverhältnis zwischen Kronos und Kairos in dem sich das Feld des Musizierens bewegt.

Das moderne Schlagzeugset wie wir es heute kennen, wurde nicht von einem einzelnen Menschen zu einem bestimmten Zeitpunkt erfunden, sondern in einem kontinuierlichen Entwicklungsprozess um die Wende ins 21. Jahrhundert, an dem gleichermaßen Musiker wie Instrumentenbauern beteiligt waren (vgl. Berendt & Huesmann, 2005). Circa 1890 übernahmen Spieler in New Orleans – und anderswo – die Trommeln der Militärorchester, in dem Snare- und Bassdrum von einem Musiker geschlagen wurden. Schon in den 20er Jahren war das Schlagzeug rudimentär ausgebildet (Abb. 5).

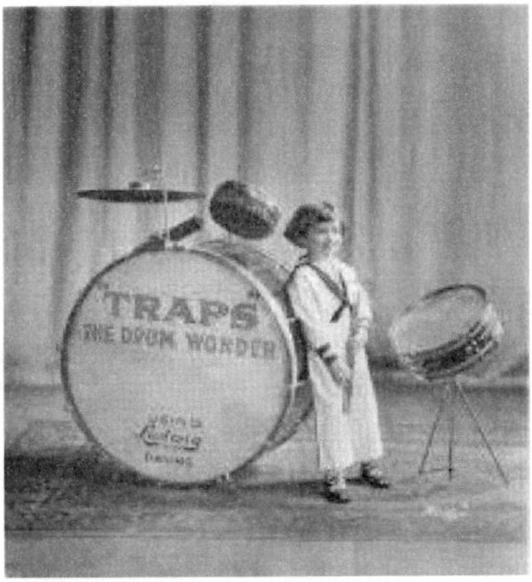

Abbildung 5: »Traps«

Die ersten Schlagzeuge, die ersten Drums, wurden auch »traps« genannt – nach dem englischen Wort für »ulkiges Ding«, »komischer Apparat«. Besonders den von der europäischen Konzertmusik Herkommenden erschien das Schlagzeug im Jazz zunächst als »Radau-Instrument«. Aber so paradox es klingen mag: dass man es als Radau-Instrument empfand, lag daran, dass es in der europäischen Musik als Radau-Instrument eingeführt wurde. Die Pauken Parts, bei Tschaikowski oder Richard Strauss, bei Beethoven oder Richard Wagner, sind in dem Sinne »Radau«, als sie zusätzliche Intensitäts- und Fortissimo-Effekte schaffen sollen. Die Musik »geschieht« unabhängig von ihnen. Das musikalische Geschehen bräche nicht zusammen, wenn sie fortfielen. Der Beat eines Jazz-Schlagzeugs ist aber kein Effekt: Er schafft den Raum, in dem die Musik geschieht. Das musikalische Geschehen kann sinnlos werden, wenn es nicht ständig am Beat eines swingenden Schlagzeugers gemessen werden kann; der Rhythmus ist der Ordnungsfaktor.

Diese Aufgabe, das Timing als chronologische Ordnungsstruktur zur Verfügung zu stellen, hatte Konsequenzen: Nicht umsonst hat es in den frühen Formen der Jazz Musik keine Schlagzeugsoli gegeben, ja, es gab überhaupt keine Schlagzeuger, deren Individualität ausgeprägt war.

> »Wir wissen aus den Anfangsjahren des Jazz von Buddy Bolden und Freddy Keppard und der Familie Tio, wir wissen von Trompetern, Posaunern, Klarinettisten und selbst Geigern, aber wir wissen kaum etwas von Schlagzeugern. Weil der Beat Ordnungsfaktor – und nur dies! – war, hatte der Schlagzeuger nichts zu tun, als die Beats so gleichmäßig wie irgend möglich auszuschlagen, eine Aufgabe, die umso schlechter erfüllt wurde, je weniger neutral – d.h. je individueller – er schlug« (Behrendt & Huesmann, 2005, S. 597).

Doch das sollte nicht lange so bleiben: Es waren die afroamerikanischen Musiker in New Orleans, die aus einem Zirkus- und Effektgerät ein voll gültiges Instrument zum polyrhythmischen Improvisieren machten. Wenn man sich die einzelnen Schlagzeuger anhört oder den Beschreibungen von Berendt folgt, veranschaulicht sich, wie der »subjektive Faktor« zunehmend die chronologische Ordnung »besetzt«, verinnerlicht und etwas eigenes »hineinbringt«: Aus dem *Jazzbuch*:

> »Am Anfang stehen, Baby Dodds [Abb. 6] und Zutty Singleton [Abb. 7] die großen Schlagzeuger des New Orleans Jazz. Zutty war der weichere, Baby der härtere. Zutty schuf einen beinahe schmiegsamen Rhythmus, Baby war vehement und impulsiv – zumindest für damalige Verhältnisse. Baby Dodds war der Schlagzeuger der King Oliver Band und später der von Louis Armstrongs Hot Seven. [...] Er war der erste, der *breaks* geschlagen hat: kurze Schlagwechsel, die oft die Zeitdifferenz zwischen dem Schluss einer Phrase und dem Schluss der zu Ende gehenden Formeinheit füllen oder die Soli voneinander absetzen. Der *break* ist das Ei aus dem die Schlagzeuger [...] das Schlagzeugsolo ausgebrütet haben« (ebd., S. 598).

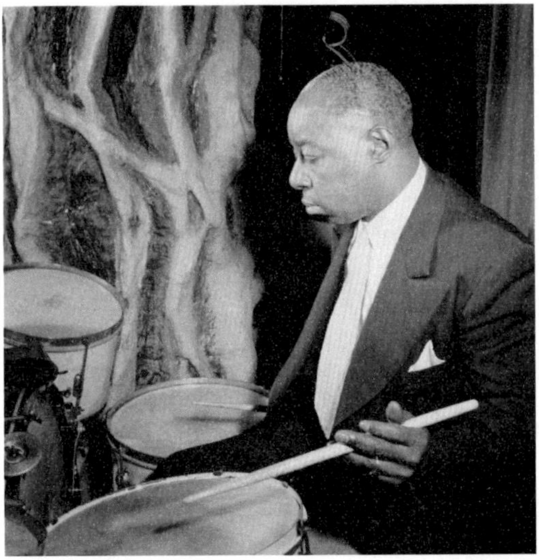

Abbildung 6: Baby Dodds, ca. Dezember 1946 (Foto: Wilhelm P. Gottlieb; https://www.loc.gov/item/2023867617/)

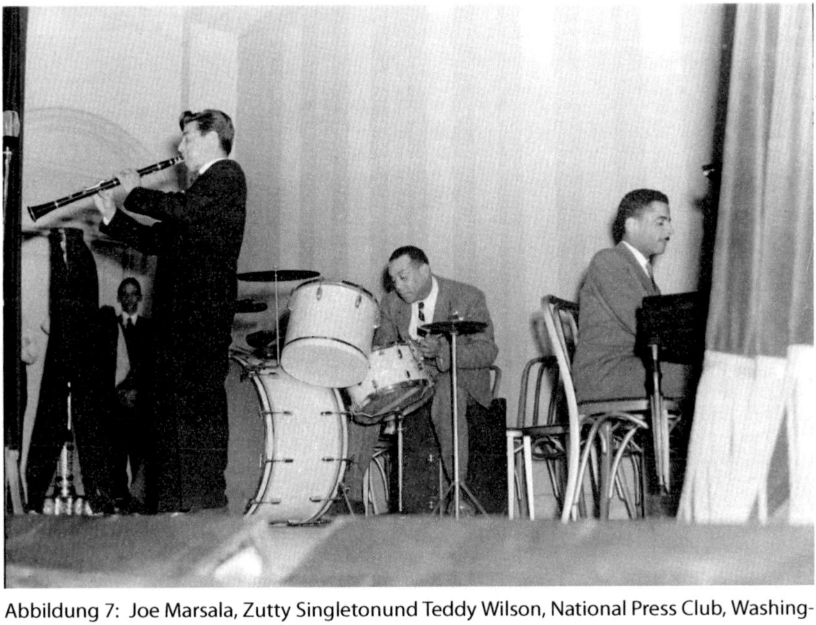

Abbildung 7: Joe Marsala, Zutty Singletonund Teddy Wilson, National Press Club, Washington, D.C., ca. 1939 (Foto: Wilhelm P. Gottlieb; https://lccn.loc.gov/2023867789)

Aber es passiert noch mehr: Es entstehen »intersubjektive Passungen«, so könnten wir heute sagen, in denen die aufkommende Individualität zu einem besonderen »Zwischen« zwischen individuellem Schlagzeugstil und Orchester avanciert:

»Sonny Greer (Abb. 8) war ein kraftvoller und – verglichen mit anderen Drummern des frühen Jazz – feinnerviger Rhythmiker, dessen koloristische Fähigkeiten besonders opulent im Duke Ellington Orchester von 1919–1951 zum Zuge kamen: »Es ist komisch«, sagte Don Byas (ein berühmter Saxofonist dieser Zeit), »alleine oder mit irgendeiner anderen Band war Sonny nichts Besonderes. Aber zu Duke passte er, wie niemand sonst!« (ebd.)

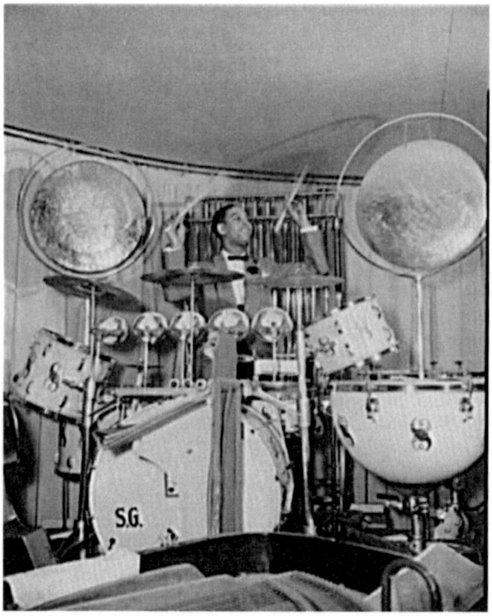

Abbildung 8: Sonny Greer, April 1943 (Foto: Gordon Parks)

Erst spät entdecke man, dass gerade von der Individualität des Schlagzeugers her eines jener Spannungsmomente gewonnen werden konnte, die so wichtig im Jazz sind, ohne dass darüber die Ordnungsfunktion vernachlässigt werden musste.

Im Gegenteil: Aus der unnuanchiert-metronomischen wurde organisch-künstlerische Ordnung. Anders als das Metronom, dessen Tick-Tack sich rigide seinen Weg bahnt, hält der Jazzdrummer das Tempo *und* dient als Part im hochnuancierten Wechselspiel unter Musikern.

Kronos und Kairos, musikalische Ordnung und subjektiv-nuancierter Zugriff führten in der Emanzipation des Schlagzeugspiels zu einer kreativen Timing-Fusion in der sich das rhythmische Geschehen zu neuer Qualität ausdifferenziert:

»Mit dem Rhythmus tun, was Bach mit der Melodie getan hat« (ebd., S. 602). Das ist nicht als effektvolle Phrase gemeint; im wörtlichen Sinne hat der Rhythmus die Vielschichtigkeit und Komplexität des barocken Spiels mit melodischen Linien gewonnen.

4 Rhythmische Ordnung, Mikro-Timing, Groove

Musikstile wie Blues, Jazz, Rock und Pop können natürlich in ihrer objektiv-zeitlichen Architektur beschrieben werden. Blues hat zumeist eine zwölftaktige Form, der typische Jazz-Standard eine 32-taktige. Darüber wird im Jazz zunächst das Thema gespielt, und anschließend auch improvisiert. Man kann weiterhin die Takteinteilung bestimmen, häufig sind dies 4/4 Takte, aber natürlich auch andere: 3/4, 6/8 oder 5/4. Man kann darüber hinaus die Untereinheiten der Viertel bestimmen: Sind sie binär organisiert, als Achtel, Sechzehntel oder Zweiunddreißigstel, wie etwa im Rock oder Jazzrock; oder sind sie – die Subdivisions – ternär organisiert, triolisch als dreier oder auch sechser Gruppen, wie im traditionellen Jazz?

Aber: Das alles reicht nicht, um der Vielfalt des Rhythmischen gerecht zu werden. Zum Einen können im postmodernen Jazz jenseits allen Schematismus sämtliche rhythmischen Modelle des Jazz, und außerhalb des Jazz liegende Rhythmen miteinander verquickt und kombiniert werden. Zum Anderen unterläuft die subjektive Ordnung die nomothetische Architektur. Um es mit den Worten des amerikanischen Jazzkritikers Martin Williams zu präzisieren:

> »Die Jazztriolen sind kein schmückendes Beiwerk oder die Ornamente eines musikalischen Stils. Sie gehören zu den fundamentalsten Dingen des Jazz. Eines der ungeschriebenen Gesetze des Jazz ist, dass jeder überragende Musiker – bewusst oder unbewusst – einen Weg gefunden hat, die Triole auf seine ganz eigene Art und Weise zu phrasieren: Roy Eldridges Triole klingt nicht wie Lois Armstrongs, die von Miles Davis klingt nicht wie die von Dizzy Gillespie […]« (a. a. O., S. 298).

5. Rhythmisches Funktionsniveau und psychisches Strukturniveau

Man kann das bisher Zusammengetragene kurz und schroff zusammenfassen, indem man es in eine qualitative Hierarchie des Zusammenspiels übersetzt:

Basal wäre:

1. Kann jemand überhaupt zum Metronom spielen?

Darüber stünde:

2. Kann eine gesamte Band zum metronomischen Timing spielen, ohne dass jemand rausfliegt?

Und schließlich das eigentlich Wichtige:

3. Können sich die einzelnen Musiker in ihren jeweils eigenen idiosynkratischen mikro-timischen Subtilitäten hören, fühlen und darüber miteinander rhythmisch interagieren?

Hier liegen Freud und Leid eng beieinander. Ein Beispiel aus der Empirie meines verstorbenen Freundes:

> »Wenn ich mit guten Musikern zusammenspiele, dann kann das Timing ruhig schwanken. Sie haben selber ein stabiles Timing, sodass wir uns zusammen als Musiker um dieses spielerisch bewegen können. Bei nicht so guten Musikern muss ich als Schlagzeuger das Timing streng halten. Dazu gehe ich faktisch nicht so sehr in den ›Kontakt‹, weil ich damit beschäftigt bin, alles zusammenzuhalten. Sonst würde die Musik auseinanderfallen.«

Ein Schlagzeuger, der eine rhythmisch unsichere Band um sich hat, kann nicht genießen, er muss arbeiten. Hier wird sofort deutlich, wie die rhythmische Timing-Fähigkeit, das rhythmische Funktionsniveau metaphorisch-modellhaft in die Nähe dessen rückt, was wir in der Psychoanalyse als psychisches Strukturniveau eines Patienten bezeichnen. Wie stabil ist die psychische Struktur eines Patienten aufgebaut? Wie sicher sind Worte, Gefühle und Vorstellungsvermögen eines Menschen in seiner Biografie psychisch, symbolisch, leiblich und seelisch verinnerlicht und verankert worden?

Zurück zur Musik: Wie sicher ist die rhythmische Struktur internalisiert worden? »Der Swing« ist nicht allein eine Sache des Schlagzeugers, der den Solisten »zu swingen« hat. Ein Jazzmusiker, der nicht allein aus sich heraus swingt, ist kein Jazzmusiker. Zitat: »Der drive, der Puls muss in jedem einzelnen Musiker beschlossen sein. Er muss ohne Schlagzeug fast genauso swingen können, wie mit ihm« (ebd., S. 302).

Es ist interessant, sich damit zu beschäftigen, wie gravierend die zeitlich-rhythmischen Strukturen die erlebenden Musiker in ihrer Befindlichkeit beeinträchtigen können. Ein berühmtes Beispiel aus dem Bereich Bebop können wir Miles Davis entnehmen:

> »Wir spielten zum Beispiel den Blues, und mit einem Male fing Bird (der Spitzname von Charlie Parker) im 11. Takt zu improvisieren an, und weil die Rhythmussektion blieb, wo sie war, und Bird weiterspielte, wo er war, klang es als ob der Rhythmus auf 1 und 3 anstatt auf 2 und 4 war. Jedes Mal wenn das passierte, schrie Max Roach, der Schlagzeuger, hinüber zu Duke Jordan, dem Pianisten, er solle Bird nicht folgen, sondern bleiben, wo er sei. Dadurch geschah genau das, was Bird wollte, und wir waren wieder zusammen. Miles Davis nannte dies ›turning the beat around‹ (den Beat auf den Kopf stellen), *und er sagt, dass ihn dies zunächst; (T. G.) so verwirrt habe, dass er ›jeden Abend fortgelaufen sein‹*« (ebd., S. 299).

Übertrieben formuliert: Der Verlust der Möglichkeit die rhythmische Struktur innerpsychisch-leiblich mitverfolgen und halten zu können, sorgt dafür, dass körperlich agiert werden muss: Miles Davis nimmt seine »Beine in die Hand«, wo seine rhythmischen Hörgewohnheiten zu Beginn derart unterminiert werden, dass er sich dem beunruhigenden Wahrnehmungsfeld zunächst entziehen muss. Weil die Wahrnehmung des chronologischen Zeitgefühls dem Subjekt entzogen wird, indem es rhythmisch vorverlegt und »auf den Kopf« gestellt wird, verliert es kurzweilig die innere Orientierung.

Wie stark der Verlust der zeitlichen Orientierung wirkt, wird u. a. daran deutlich, wenn man sich mit dem Phänomen des Grooves und seiner Kraft beschäftigt. Dem kann ich hier nur partiell nachgehen, da der Begriff äußerst vielschichtig verwendet wird:

Für die Entwicklung einer Jazz-Band, es kann genauso gut eine Pop- oder Rockband sein, ist es fundamental, ob sie in ihrer Gruppeninteraktion die Wahrnehmung eines geteilten Sinnes für den Beat ausgebildet hat. Groove entsteht dann, wenn einander überschneidende rhythmische Muster (pattern) ineinandergreifen, bis ein Selbstbewegtheitseffekt entsteht, der eine unerbittliche, zugleich scheinbar völlig unangestrengte Empfindung entstehen lässt – eine Empfindung, »die Dich von hinten anschiebt, ›bis Du so funky bist wie eine Lokomotive‹« (Kodwo Eshun; ebd., S. 305).

Eng mit dem Groove verbunden, ist das Gefühl eines motorischen Sogs, der die Spieler und Hörer unweigerlich in seinen Bann zieht:

> »Groove appelliert an die Körperlichkeit von Musikern und Zuhörern, er ist eine starke Energie, die zur Bewegung anregt. Je intensiver der Bewegungsimpuls, den

> eine Musik auslöst, umso stärker ist der Groove. Ein guter Groove ist – in der afroamerikanische Musik genauso wie seit Jahrhunderten in der afrikanische Musik – immer auch das Versprechen auf einen guten Tanz« (ebd.).

Wegen der eminent wichtigen Bedeutung des Grooves tragen Rhythmusgruppen im Jazz (aber nicht nur dort) eine besondere Verantwortung: Drummer und Bassist müssen miteinander verheiratet sein, damit die Dinge im Ensemble klappen. »Wenn ich einen Bassisten und Schlagzeuger zusammen spielen höre, dann will ich die Hochzeitsglocken läuten hören!« – so oder ähnlich ist es immer wieder aus Musikerkreisen zu hören.

Wenn eine Musik groovt, treten Musiker in eine kraftvolle rhythmische Beziehung zueinander. Wer groovt, befindet sich bereits im Modus der Kommunikation. Deshalb ist ein guter Groove lebendiger Ausdruck von gelungener musikalisch-rhythmischer Gemeinschaft, erschafft Geborgenheit – musikalisch, rhythmisch, menschlich und kulturell. Wenn wir uns im gleichen Zeitgefühl, im gleichen Rhythmus befinden wie die anderen, so stellen wir eine Beziehung her, bei der das rein Verbale in die körperliche Dimension übergeht. Aber dieses In-Übereinstimmung-Kommen von Musikern – diese Synchronizität – bedeutet eben nicht, dass alle Spieler rhythmisch das Gleiche machen, die Macht des Grooves besteht primär in einem paradoxen Wechselspiel zwischen rhythmischem Gleichmaß einerseits und feinsten rhythmischen Abweichungen andererseits.

In einem noch exklusiveren Sinne bezeichnet Groove jene seltenen Momente gelungener musikalischer Improvisation, in denen die Musiker den Eindruck haben, so eng miteinander verbunden zu sein, dass Glücksgefühle entstehen, die die Spieler mit Trance, Ekstase, einem starken religiösen Erlebnis oder der Intensität eines Orgasmus beschrieben haben. »Groove ist, wenn Du abhebst, wenn du in der Zone bist« (David Sandborn). »Groove ist, wenn Du am richtigen Ort zur richtigen Zeit bist.« Kennzeichnend für dieses intensive Groove-Empfinden ist der Umstand, dass man zugleich mit den anderen zusammenspielt und vollkommen verschmolzen ist und dennoch ganz bei sich selbst ist. »Wenn Du groovst, ist es, als wärst Du im Garten Eden,« meint Herbie Hancock (ebd., S. 308).

Ich hoffe, es ist deutlich geworden, welche intensiven Energien in den Subjekten und zwischen den Subjekten entstehen können, wenn sie ihre psychisch-körperlichen, ihre leiblichen Besetzungsvorgänge auf eine zeitlich-rhythmische Struktur richten, diese internalisieren und sie zu einem zugleich höchst Eigenen machen. Genauso stark können aber auch die Verunsicherung und die Bedrohung der psychischen Balance sein, wenn man das Timing verliert. Hier einige anonymisierte Beschreibungen von Musikern, die ich kenne oder die ich behandelt habe.

»Es ist, als wenn ich die Verbindung zur Musik, aber auch zu mir verliere. Ich taumle ohne Bodenhaftung rum. Ich verliere meine Verbindung, ich verliere die Wurzel zu mir. Ich fühle mein Inneres nicht mehr. Ich gerate unter Stress und nehme dabei das Timing anders wahr. Dann spiele ich zu schnell. Mit Grooven hat das dann nichts mehr zu tun. Ich kriege es dann auch nicht mehr eingefangen, habe keine Kontrolle mehr und bin auch motorisch beeinträchtigt, da ich verkrampfe.«

Abbildung 9: Trauriges Schlagzeug-Muppet-Monster (https://muppet.fandom.com/wiki/Animal?file=Animaleatdrums.jpg)

Eine Abhilfe kann dann darin bestehen, sich die Selbstwirksamkeit durch Übungen und Haltungen zum gezielten Entspannen, langsamen Spielen, fühlen des Instruments zurückzuholen, sodass das leiblich-seelische Fühlen als Erfahrung allmählich wieder ins Subjekt zurückkehrt.

Allerdings wird der Verlust der zeitlichen Ordnung individuell sehr unterschiedlich wahrgenommen. Er reicht von Irritierung und Unwohlsein bis hin zu existenziellen Verlust- und Insuffizienzgefühlen. Das verweist darauf, und das wäre an dieser Stelle meine These, *dass die Stärke der psychischen Vulnerabilitätserscheinungen abhängig davon ist, welche Bedeutung das rhythmisch-zeitliche Strukturniveau im psychischen Innenraum eines Individuums eingenommen hat.* Ein weiteres Beispiel dazu: Ein Schlagzeuger erzählte mir einmal: »Ich kann die Band nicht halten. Sie entgleiten mir. Ich kriege zu viel. Nach meiner Vertretung (durch einen anderen Drummer, der technisch nicht besser war) war die Band begeistert. Alles passte. Wie kann das sein?« Im Laufe seiner Therapie tauchte dann irgendwann, ein Traumbild auf: »Ich sitze, völlig alleine, in einem Glaskörper, der mich umgibt. Ich fühle mich völlig gläsern und ungeschützt. Alles kann jederzeit zusammenbrechen.«

Man kann sich vorstellen, dass dieser Drummer infolge seiner individuellen Vulnerabilität Irritationen und Spannungen im rhythmischen Gefüge seiner

Band ganz anders ausgeliefert ist, als jemand der eine weniger verwahrloste Kindheit erleben durfte und eine andere Grundsicherheit ausbilden konnte.

6 Zeitraum und Zeitpunkt in Psychoanalyse und Musik: Gemeinsamkeiten und Unterschiede

Damit sind wir nun immer mehr im klinischen Geltungsbereich der Psychoanalyse angekommen. War in der ursprünglich als Ein-Personen-Psychologie konzipierten Metapsychologie Freuds der Analytiker ein objektiver Beobachter, der versuchte durch eine neutrale Haltung unverfälscht die unbewussten Botschaften des Patienten zu erahnen und diese mittels der gezielten Deutung, wie ein Chirurg, ins Bewusstsein zu heben, wurde im nachfolgenden Diskurs aus therapeutischer Praxis und Forschung (Stichwort: Säuglingsforschung oder auch die den Neurowissenschaften entspringenden Erkenntnisse über die Spiegelneuronen) allmählich die Einsicht nachgeliefert, dass der Analytiker niemals gänzlich außen vor steht, sondern, dass »von unbewusst zu unbewusst« kommuniziert werden muss, um etwas zu erfahren und um etwas zu ändern. Wodurch soll sich etwas ändern, wenn nicht durch die Wirkung eines Anderen. Aber wie passiert das genau? Wie sind die Übersetzungsprozesse zwischen Patient und Analytiker zu fassen und zu verstehen? Dies ermöglichte so viele neue Spielarten, dass ein Pluralismus in der Psychoanalyse entstand, über den – nicht mehr so bissig wie zu Anfang, aber bis heute – im Detail debattiert wird, wie Psychoanalyse zu verstehen und durchzuführen sei. Entsprechend biete ich Ihnen heute im Hinblick auf Gemeinsamkeiten von Psychoanalyse und Musik meine subjektive Auswahl nur ausschnitthaft an, es geht kaum anders.

Die stärkste Gemeinsamkeit zwischen Musik und Psychoanalyse besteht für mich in der leiblich-affektiven Ansteckung bei gelungen Begegnungen. Und diese Ansteckung kann auch »nach hinten losgehen«, wenn man nicht zueinander findet und das gilt für das musikalische Miteinander mindestens ebenso wie für intensive analytische Begegnungen!

Beispiel 1: Übertragung und Störung des Zusammenspiels

Hierzu faszinierte mich ein Beispiel aus dem Schlagzeugunterricht meines verstorbenen Freundes:

Er erzählte mir, wie ihn ein Schlagzeugschüler durch das Darstellen seiner rhythmischen Schwierigkeiten derart einnahm, dass er selber als Lehrer in den

Zustand einer kurzzeitigen rhythmischen Lähmung geriet, das hieß, tatsächlich selber nicht mehr spielen konnte, was ihm sonst mühelos gelang. Ich war fasziniert, zeigte sein Beispiel doch den Umstand an, den wir als Analytiker kennen, wenn sich die unverstandene Problematik des Patienten im Laufe der Behandlung auch auf uns überträgt und uns dann in Schwierigkeiten bringen kann. Mein Freund erzählte mir weiter, dass er danach – er war noch Berufsanfänger – zunächst starke Versagensgefühle zu bewältigen hatte. Mit zunehmender Professionalisierung fiel es ihm immer leichter, sich daran zu erinnern, wie er ein rhythmisches Problem seinerzeit löste und stellte es seinen Schülern jeweils zur Verfügung.

Ja, wenn einen das nicht an Übertragung von Abwehr erinnert oder beispielsweise an Ralf Zwiebels Konzept der »problematischen Situation«, deren Bearbeitung den Schlüssel zum Bewusstwerden und Handhaben des Problems bereithält: Der mitspielende Analytiker wird unter der Hand in der Begegnung infiziert, und ist dadurch genötigt, die Krankheit des Patienten in sich zu identifizieren, um ihr in einem zweiten Schritt heilend begegnen zu können. Die Störung des Patienten muss die Behandlung stören, um wahrgenommen und verändert werden zu können. Dass zum Aufbau psychischer Struktur je nach Störungsniveau unterschiedliche therapeutische Haltungen erforderlich sind, berührt zentrale behandlungstechnische Fragestellungen, denen ich im Rahmen dieses Vortrags leider nicht weiter nachgehen kann.

Beispiel 2: Der »richtige« Zeitpunkt der Intervention

Damit komme ich zu einer weiteren Gemeinsamkeit zwischen Musik und Psychoanalyse. Und die betrifft Gott Kairos, Sinnbild für die Gelegenheit, den richtigen Zeitpunkt, den richtigen Moment: Wir können fragen: Wann ist der richtige Zeitpunkt für eine Deutung, eine Intervention? Lassen wir der Musik zunächst den Vortritt:

Der bekannte niederländische Künstler Jasper van 't Hoff coachte einen Ensembleworkshop in dem das Zusammenspiel geübt wurde. Alle Workshopteilnehmenden gaben sich große Mühe. Aber irgendetwas stimmte nicht. Alle fühlten sich unwohl. Nach einer Weile des Zuhörens und Nachdenkens rief der Dozent der Rhythmusgruppe schließlich zu: »Ihr müsst den Raum öffnen!« Dies setzte die Rhythmuseinheit (Bass, Drums) intuitiv um, was sich in der Wirkung auf alle übertrug, sodass für alle Teilnehmenden spürbar wurde, dass die Musik »in den Fluss« kam. Die »Deutung« von Jasper van 't Hoff kam offensichtlich zum richtigen Zeitpunkt an und wirkte!

Wie kann man nun einen Kairos-Moment in der Psychoanalyse beschreiben oder konzipieren?

Es gab und gibt in der Psychoanalyse langjährige Debatten, ob, wann und wie zu intervenieren sei, also zunächst sehr vereinfacht ausgedrückt, dem Patienten was zu sagen, was er noch nicht weiß. Viele Analytiker werden Stracheys Beschreibung (aus einem Vortrag den er 1935 vor der britischen psychoanalytischen Vereinigung hielt) zustimmen, dass Veränderung und Strukturwachstum durch sparsam eingesetzte Deutungen erzielt werden. Deutungen werden nur dann wirksam, wenn bestimmte Bedingungen erfüllt sind: Eine verändernde Deutung muss in emotionaler Weise »unmittelbar« sein; der Patient muss sie als etwas Aktuelles erleben. Weiter heißt es bei Strachey, dass die Deutung auf den Punkt der Bedrängnis gerichtet sein muss. Eine verändernde, eine mutative Deutung hat zur Voraussetzung, dass sich der Patient in einem Zustand der *»affektiven Verwandtschaft«* befindet, sodass der »Punkt der Bedrängnis« durch die Empathie des Analytikers erfühlt werden kann, das heißt, es muss eine affektive Verbindung zwischen beiden bestehen. Das affektive Erlebnis soll zudem – idealerweise – eine bestimmte Intensität haben: Intensiv genug, um die Unmittelbarkeit des Gefühls zu erfahren, aber nicht so intensiv, dass er davon überwältigt wird. So viel also zum Kairos-Moment in der psychoanalytischen Behandlung. Ergänzt sei an dieser Stelle, dass Strachey auch darauf verwies, dass es weder möglich noch sinnvoll ist, die ganze Zeit mutative Deutungen geben zu wollen. Aber: Wie oft und in welcher Intensität zu deuten sei, darüber wurde schon damals viel gestritten. Der heutige Trend geht eher dahin, ungesättigte Deutungen zu verwenden. Das sind Interventionen, die eher darauf ausgerichtet sind, dem Patienten »die Zunge zu lösen«, als ihm vorschnell »eine Wahrheit um die Ohren zu hauen«. Aus dem Postulat der affektiven Verwandtschaft folgt auch, dass der rein informatorische »Wörterbuch«-Typ der Deutung – wie Strachey ihn nennt – selten Veränderungen bewirken wird. Hier ähnelt die Musik der psychoanalytischen Wahrnehmungskunst: Hat das Wort, das gesprochen wird, eine Bedeutung oder nicht? Ist die Musik, die gespielt wird, beseelt? Geht die Rede des Patienten *nur* direkt ins Ohr oder ist die Rede durch Ansteckungsprozesse so, dass man im Inneren dabei ist, vor seinem inneren Auge detaillierte Situationen sieht, hört, und unter Umständen auch Dinge weiß, die der Patient noch nicht gesagt hat. Aber auch zur Deutungsäußerung selbst gehört die Musik: Eine inhaltlich richtige Deutung löst Widerwillen aus, wenn sie mit belehrender Überheblichkeit daherkommt oder mit übergroßer Unterwürfigkeit ausgesprochen wird. Eine falsche Deutung kann durch suggestive Kraft und Charisma Zustimmung beim Patienten hervorrufen, obwohl sie falsch und eventuell sogar schädlich ist (vgl. Gödde & Buchholz, 2011).

Kairos beim Schopfe zu kriegen, ist gar nicht so leicht, weil der Moment erkannt *und* kreiert werden muss. Wenn man sich die intensiven Begegnungen des gelungenen musikalischen Miteinanders ansieht, wie ich sie oben beschrieben habe, dann ist der Weg zu Daniel Stern, dem Säuglingsforscher und seiner Boston-Group natürlich fast Pflicht: Attunement, die gelungene Einstimmung zwischen Mutter und Kind. Gelungenes Attunement intensiviere die Wahrnehmung, »wirklich zu sein« und hat deshalb als therapeutisches Moment heilsame Wirkung:

> »Das Soziale tritt hier nicht in Gegensatz zum Biologischen, sondern, ohne solche Interaktion könnte der Säugling nicht überleben. Im sogenannten Now Moment werden für einen Moment frühe Erfahrungen zwischen Mutter und Kind aktualisiert; etwa ein gemeinsames Vergnügen: etwas zusammen zu tun, zusammen zu gehören. Damit einher geht eine Vitalisierung, eine Freude, wenn man wechselseitig entdeckt, dass man etwas zusammen betreibt und bemerkt, wie auch der andere diese Freude hat und die eigene bemerkt und dass es gemeinsam wahr ist« (Buchholz, 2018, S. 43).

Erinnert dies nicht an die intensiven Groove-Erlebnisse, das gemeinsame Spielen, die gelungenen Improvisationen, den »Garten Eden« der Jazzmusiker?! Aus einem »Moment of Meeting«, der die Akteure miteinander verbindet, kann eine neue, unvorhersehbare Qualität des Interaktionssystems hervorgehen. Innerhalb einer bestimmten Interaktion kann jemand plötzlich Eigenschaften entwickeln, die er vorher nicht hatte. Mit einem bestimmten Therapeuten klappt es. Mit einem anderen Partner kann ich plötzlich über Gefühle sprechen. In einer gelungenen Session kann ich plötzlich Dinge spielen, die ich nie zuvor gespielt habe. Die Therapeuten sollen gekonnt mitspielen. Noch ein knappes Beispiel von mir: »Sie reden mehr als sonst«, sage ich zu einer wirklich lange wie in Beton gegossenen Patientin: »Ja«, antwortet sie, »das kommt, weil *Sie* heute mehr reden!« Glauben Sie mir: Das hat mich und uns beschäftigt.

Unterschiede: Der Ausstieg aus der Ansteckung

Aber: Die postmodernen Analytiker heilen natürlich nicht nur durch die gekonnte Analyse von Ansteckungsprozessen, auf die sie sich im intersubjektiven Raum von unbewusst zu unbewusst einschwingen und emphatisch einlassen sollen. *Zu viel* Einlassung auf das, »was implizit im Raum mitschwingt«, verhindert die Frage: Was taucht hier eigentlich überhaupt gar nicht auf? Dieses potenzielle Offenhalten für das »Nichts« ist dann wiederum Vorrausetzung, um psychische Räume hervortreten zu lassen, die zuvor emphatisch noch nicht bearbeitet werden konnten. Wie oft tauchen nach dem Durcharbeiten der sich wiederholenden Themen mit den Patienten plötzlich neue, zunächst latente, Widerstände – auch Gegenübertagungswiderstände – im therapeutischen Zusammenspiel auf, deren Bearbeitung dann – manchmal erst nach langer Zeit – zu einem Ausbruch entscheidender existenzieller Grundängste führen. Das sind klinische Bewegungen, für die mir eine übermäßige Orientierung am situativen Zusammenspiel zwischen Patient und Therapeut zu eng erscheint. Hier haben wir es – denke ich schon – mit Phänomenen und Vorgehensweisen zu tun, die sich von der Welt der Musik und der Dynamik ihres Zusammenspiels sehr unterscheiden. Das gemeinsame Timing, der gemeinsame Puls, der gemeinsame Groove ist notwendig, er kann aber auch eine Bestechung sein, kollusiv zusammenzubleiben. Wie viel muss ausgeblendet werden, um miteinander im Resonanzgefühl bleiben zu können?

7 Der Rahmen als Gesetz, um spielen zu können?

Zum Ende meines Vortrags soll noch einmal Kronos zu Wort kommen. Zeitfluss und Taktung, das objektive Gesetz der Zeit. Wo finde ich es in der Psychoanalyse? *Eine* sicherlich wichtige Antwort ist der therapeutische Rahmen. Das Setting. Wie oft wir uns in der Woche sehen. Und zwar verbindlich und um welche Uhrzeit. Wann Urlaub gemacht wird und wie lange. Was hat diese heute fast schon unzeitgemäß anmutende »Gesetzgebung« für einen Sinn? Die Antwort ist diese: Der Rahmen ist das Ordnungsprinzip, was im Jazz das rhythmische Gerüst ist. Etwas, was Spannung erzeugt, worum gerungen werden kann, woran sich Subjektivität erkennen und Reiben kann. Am Rahmen als Gesetz zeigt sich viel: zum Beispiel die patientische Eigenzeit. An die unter Ihnen, die selber behandeln: Geht es Ihnen nicht auch so? Ich kann bei fast jedem Patienten sagen, wie viele Minuten er in etwa zu früh oder zu spät kommt. Sie haben Ihre Eigenzeit, wie die Musiker jenseits der chronologischen Ordnung. Natürlich haben auch Analytiker ihre Eigenzeiten, um nicht zu sagen – ihre Eigenheiten.

Neben der ärgerlichen Einschränkung aber ist die Einführung des Rahmens die Bedingung dafür, dass darin gespielt werden kann. Ein Kind, in dessen Umwelt Chaos herrscht, dem immer unklar ist, wo und wie das »Timing« der Eltern ist, wann sie überhaupt wiederkommen und in welchem Zustand, kann nur prekäre Spielformen entwickeln und spielen. Der Rahmen kann bekämpft werden, er ist aber auch eine haltende Umwelt. Wie oft habe nicht nur ich erlebt, sondern viele Analytiker beschrieben, dass erst der Rahmen bekämpft und auf seine Festigkeit geprüft wird, bevor danach die wirklich existenziellen Lebensgefühle in den therapeutischen Raum gelangen.

Ich komme zum Schluss: Kronos und Kairos – ordnende Struktur und subjektive Eigenzeit –, das sind die Spannungsfelder in denen freie Improvisation und therapeutische Begegnungen jene Kairos-Momente hervorbringen können, die uns in der Kunst ästhetisch ergreifen und die der Kunst des Heilens so ungemein zuträglich sind, – wenn wir denn wissen, wann und wodurch der Schopf des Kairos in unsere Nähe kommt.

Literatur

Berendt, J.-E. & Huesmann, G. (2005). *Das Jazzbuch* (7. Aufl.). Fischer.

Buchholz, M. B. (2018). Momente und ihre Menschen. Können Now-Moments und Moments-of-Meeting genau bestimmt werden? Eine Parallelführung von Daniel Stern, Erving Goffman und Peter Fonagy. *Paranga, 27*(1), 41–61.

Gödde, G. & Buchholz, M. B. (2011). *Unbewusstes*. Psychosozial-Verlag.

Safranski, R. (2015). *Zeit. Was sie mit uns macht und was wir aus ihr machen*. Carl Hanser Verlag.

Strachey, J. (1935). Die Grundlagen der therapeutischen Wirkung der Psychoanalyse. *Internationale Zeitschrift für Psychoanalyse, 21*(4), 486–516.

Timing: On the field of tension between the clutches of the metronome, shared moments of happiness and subjective fall from grace

Reflections on listening to and experiencing moments as well as spaces of time in music and psychoanalysis

Abstract: The author reflects on various realms of time: subjective and objective time, time »lived« and time »regulated«. Going back as far as the ancient deities and providing a brief outline of instruments for time measurement, with emphasis on the metronome, he eventually focuses on drummers: How did they manage to acquire an utterly new standing, developing from mere rhythm providers to artistic, interacting individualists? Obviously, the »intersubjective turn« is not only to be found in psychoanalysis. With examples of quotidian historic and contemporary *»percussion experiences« (»drummer experiences«?)*, similarities and differences between musical and psychoanalytical »time practice« are illuminated, particularly the timing of successful musical or therapeutic interventions.

Keywords: timing, sense of time, musical intervention, therapeutic intervention, mental structural level, rhythmic structural level

Der Autor

Thomas Ganser, Dipl.-Psych. arbeitet als Psychoanalytiker (DGPT, DPG) in eigener Praxis. Er ist Supervisor, Dozent und Lehranalytiker am Psychoanalytischen Institut Bremen. Hier war er fünf Jahre im Vorstand und 1. Vorsitzender der Kommission für Forschung und Öffentlichkeit. Schwerpunkte seines Interesses sind u. a. psychoanalytische Behandlungstechnik und ihre Geschichte. Als Musiker und Pianist interessiert ihn der Vergleich von musikalischer und psychoanalytischer »Affektsprache«.

E-Mail: thomas.ganser@nord-com.net

Musikalische Zeitlupe

Selbstversuche

Annegret Körber

Jahrbuch für Psychoanalyse und Musik • Band 6 (2025), 47–54
https://doi.org/10.30820/9783837934113-47
www.psychosozial-verlag.de/pum

Musik dehnt den Daseinsmoment.
nach Eugen Ruge (2023, S. 189)

Zusammenfassung: Der assoziative Text, der infolge eines Workshops entstand, weist eine entsprechende Vielstimmigkeit auf. Am Beispiel des Werkes *Immortal Bach* des Norwegers Knut Nystedt lassen sich Veränderungen im Klang- und Zeiterleben darstellen, die durch die kompositorische Umwandlung der ersten Zeile des Chorals *Komm, süßer Tod* (Johann Sebastian Bach) entstanden. Wie in diesem Chorgesang verdichten sich in der analytischen Gruppentherapie Themen und Emotionalität gleich musikalischen Clustern und das Zeitempfinden löst sich mitunter von der analogen Dauer. Eine einführende Vertonung zum Thema Zeit und Ewigkeit, Nystedts Werk sowie ein weiteres improvisatorisches Beispiel sind als Höreindrücke mittels der abgebildeten QR-Codes abrufbar. In Selbstversuchen können so Wirkungen gedehnter Klänge und deren Auflösung in Korrespondenz mit dem vorliegenden Text erprobt werden.

Schlüsselwörter: Zeiterleben, Musik, Gruppenanalyse, Selbstversuch

Im Dazwischen. Sowieso befinde ich mich immerzu im Dazwischen. Wenngleich dieser Zeit-Raum dann ausweglos das Eigentliche zu sein scheint. Der gesamte Sommer steht unter den Sternen der Mysterien: *Mysteries of Transition.* Und der damit einhergehenden Bestürzung, Verstörung und Irritation bevor die weitere Transformation geschieht. Unaufhaltsam und zu begrüßen. Auch dieser Text ist eine Transformation und zugleich Einladung, eine Zeit lang mit Wörtern und Klängen zu experimentieren, lesend und hörend. Analog zum Workshop, der im Rahmen des Symposions stattfand und dessen Inhalte hier zusammengefasst sind, steht am Beginn der Gesang eines Rostocker Jugendchores, der alljährlich im Sommer in Mecklenburg wandert und Konzerte singt.

Zeit ist wie Ewigkeit

Man redt von Zeit und Ort, von Nun und Ewigkeit:
Was ist denn Zeit und Ort und Nun und Ewigkeit?
Zeit ist wie Ewigkeit und Ewigkeit wie Zeit,
So du nur selber nicht machst einen Unterscheid.
Die Seel, ein ewger Geist, ist über alle Zeit,
Sie lebt auch in der Welt schon in der Ewigkeit.
Mensch, so du deinen Geist schwingst über Ort und Zeit,
So kannst du jeden Blick sein in der Ewigkeit.

Choralchor der St. Johannis-kantorei Rostock[2]

Text: Angelus Silesius (1624–1677) aus »Der cherubinische Wandersmann«[1]
Musik: Johannes Weyrauch (1897–1977)

Knut Nystedt, opus 153b: *Immortal Bach – Unsterblicher Bach*

Angelus Silesius beschrieb Zeit und Ewigkeit in ihrer Gleichgültigkeit – Knut Nystedt erlaubte sich, Bachs Unsterblichkeit auszumalen, indem er eine charakteristische und verlässliche Choralstruktur auflöste und verwandelte. Wenn in der Musik mittels Accelerando oder Ritardando zeitliche Verläufe gestaltet werden, so folgen die Hörenden diesen Prozessen unmittelbar. Absichtsvoll fällt die Linie der Musik aus dem durch den Takt festgelegten Grundpuls. Art und Weise können dabei durch die Komponist:innen vorgegeben sein, liegen letztendlich jedoch in der Ausführung der jeweiligen Interpret:innen. Der norwegische Komponist Knut Nystedt entwickelte 1987 aus der ersten Zeile eines Sterbeliedes für Stimme und Basso continuo von Johann Sebastian Bach (1736, Schemellis Gesangbuch, BWV 478) ein eigenständiges Werk. Die Textzeile lautet: »Komm, süßer Tod. Komm, sel'ge Ruh'. Komm, führe mich in Friede.«

Die A-cappella-Komposition für vierstimmigen Chor wird nun nach einem bestimmten Schema gesungen, sodass die Chorstimmen Klangflächen (Cluster) bilden. Nystedt hat mit genauen Angaben die Verlängerung der Töne für die einzelnen Stimmgruppen geregelt und schafft so eine Neu-Bedeutung dieser ersten Zeile des Bach-Chorals. Die nahezu mathematisch genaue Dehnung der einzelnen Notenwerte führt zur Entstehung von Klangschichtungen der Stimm-

1 https://www.zgedichte.de/gedichte/angelus-silesius/cherubinischer-wandersmann.html
2 Das schriftliche Einverständnis zur Verwendung der Audioaufnahme wurde erteilt und liegt vor.

gruppen, die sich in den Fermaten am Ende jeder Phrase wieder auflösen. So gelangen die Hörenden in einen Sog der Zerdehnung und Verdichtung des ursprünglichen Tonmaterials. Mithilfe des neuen Zeitmaßes und der Dauer kann ein Eindruck von Maßlosigkeit, Unendlichkeit und Immortalität entstehen.

In der Zeitschrift *Lettre International* zitiert Bernhard Kathan (2024, S. 35) in seinem Beitrag Aldous Huxley (1955):

> »Der Komponist wählt ein Stück roher, undifferenzierter Dauer und löst daraus, wie der Bildhauer die Statue aus seinem Marmor herauslöst, ein komplexes Schema von Tönen und Pausen, von harmonischen Sequenzen und kontrapunktischen Verflechtungen. Für die bestimmte Zahl von Minuten, deren es bedarf, die Komposition zu hören und zu spielen, wird die Dauer in etwas von sich aus Signifikantes verwandelt, in etwas, das von der inneren Logik von Stil und Temperament zusammengehalten wird, von persönlichen Gefühlen, die mit einer künstlerischen Tradition in Wechselwirkung stehen, von kreativen Einsichten, die sich innerhalb und jenseits einer technischen Konvention zum Ausdruck bringen.«

Wie ließe sich prägnanter das Entstehen einer Komposition beschreiben – der kreativ-schöpferische Prozess in Analogie zur bildenden Kunst, die etwas *herauslöst*, in Form bringt. Der Rohstoff in der Zeitkunst Musik ist *die Dauer*. Hinzu kommt der Mensch, der sie ergreift und im beschriebenen Vorgang komponiert oder mit Körper, Stimme und Instrumenten musiziert, improvisiert (Körber, 2024). Der Bach-Choral erfuhr durch das Eingreifen Nystedts eine Transformation, die absichtsvoll den Klangraum erweitert, Dissonanzen und deren Auflösungen in Harmonien bewirkt und die Klangzeit ausdehnt.

Immortal Bach (1987)

Komm, süßer Tod.
Komm, sel'ge Ruh'.
Komm, führe mich in Friede.

Text: Dichter unbekannt (1724)[3]
Musik: Johann Sebastian Bach (1685–1750)
Arrangement: Knut Nystedt (1915–2014)

Maulbronner Kammerchor,
Benjamin Hartmann, Dirigent
© Klosterkonzerte Maulbronn[4]

3 https://www.lieder.net/lieder/get_text.html?TextId=48348

4 Das schriftliche Einverständnis zur Verwendung der Audioaufnahme wurde erteilt und liegt vor. https://www.youtube.com/watch?v=56RGcTCQ5Fk

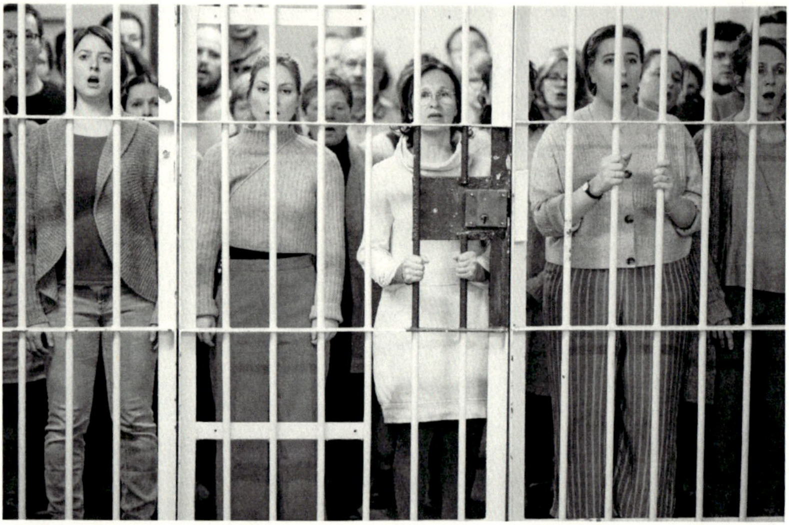

Rostocker Motettenchor in der Dokumentations- und Gedenkstätte
© Frank Hormann/nordlicht

Gesänge aus der Gefangenschaft

Wie gestalten sich Zeit- und Klangempfinden hinter Gittern? Unvorstellbar. Wie kann in Räumen, in denen es den hier Gefangenen bei Strafe verboten war zu flüstern, zu schreien, zu singen, zu summen, zu pfeifen und nur auf Befehl zu sprechen erlaubt war, Musik ertönen? In den Jahren 2023 und 2024 erklangen in Sondervorführungen in den Zellen und Fluren der Dokumentations- und Gedenkstätte in der ehemaligen Untersuchungshaft der Staatssicherheit Rostock (DuG) *Gesänge aus der Gefangenschaft*[5].

Die Ende der 50er Jahre errichtete Untersuchungshaftanstalt befand sich nicht einsehbar für Außenstehende auf dem Gelände der Bezirksverwaltung des Ministeriums für Staatssicherheit. In etwa 50 Zellen wurden bis zu 110 Frauen und Männer in drei Etagen »verwahrt«. Licht drang nur durch Glasbausteine in das Gebäude. Belüftungsmöglichkeiten gab es nicht. Inzwischen sind die beklemmenden Räumlichkeiten, in denen bis zum Ende der DDR etwa 4.900 Frauen und Männer aus politischen Gründen inhaftiert wurden, als Dokumentations- und Gedenkstätte zugänglich. In Kooperation mit der

5 https://www.mv-kalender.com/Gesaenge-aus-der-Gefangenschaft-62780.html

Landeszentrale für politische Bildung MV, der Dokumentations- und Gedenkstätte Rostock und dem Rostocker Motettenchor inszenierte das Volkstheater Rostock theatrale Erkundungen an diesem Ort. Dazu erklangen Texte und Gesänge, die aus einem weiter gefassten historischen und internationalen Kontext Gefangenschaft, innere und äußere Isolation, Verzweiflung und Hoffnung thematisieren. Auf diese Weise setzten sich die Zuhörenden, aber ebenso die Mitwirkenden einer besonderen Erfahrung aus. In diesem Zusammenhang wurde Nystedts *Immortal Bach* aus der Perspektive hinter Gittern interpretiert, während sich die Besucher:innen im Zellengang davor befanden. Dass in der Vor- und Nachbereitung der Aufführungen Zeit- und biografische Erlebnisse der Beteiligten aktualisiert und thematisiert wurden, war unumgänglich. Gleichzeitig stehen die *Gesänge aus der Gefangenschaft* im Kontext der Gegenwart.

Klangflächen

Der Terminus *Cluster* bezeichnet in der Musiktheorie Klanggebilde, deren Töne dicht beieinanderliegen. Wie aus einzelnen Tönen gewebt, entsteht im Unterschied zum üblichen Akkordverständnis ein Klangteppich. Im Zusammenwirken mehrerer Stimmen oder Instrumente sind sehr enge Intervalle möglich, wohingegen auf dem Klavier nebeneinanderliegende Tasten gleichzeitig angeschlagen werden – etwa mit allen Fingern, den Händen oder Unterarmen. Solche *Tontrauben* sind als rhetorische Figur seit der Barockmusik bekannt. Die einer Weintraube ähnelnde grafische Notation des mehrtönigen Klangereignisses begründete den Begriff des *Clusters*. 1912 schrieb der Komponist Henry Cowell erstmals Cluster vor für sein Klavierstück *The Tides of Manaunaun*. Im 20. Jahrhundert wurde neben dem neuen Verständnis für Tonalität der kompositorische Umgang mit musikalischer Zeit zu einer zentralen Frage des Faches.

Gruppenanalytische Clusterbildung

Ausgehend von der musiktheoretischen Bedeutung des Terminus *Cluster* wird der Begriff hier als Bezeichnung für das Phänomen des Gruppierens genutzt, da die Dichte des gleichzeitigen Nebeneinanders von Menschen in einer Gruppe durchaus vergleichbar dem musikalischen Klangereignis erscheint. Dieses komplexe

Geschehen lässt sich veranschaulichen und etwa in einer Gruppenimprovisation verklanglichen.

Das Zeitliche ist der Musik immanent und das Medium bildet die Kontinuität von Entstehen und Vergehen ab. Die Veränderung ist selbst das einzige zuverlässige Kontinuum. Hörende erleben sich in diesen Zeitstrom eingebettet, Musizierende gestalten diesen, in der Therapie begegnen Klient:innen und Behandler:innen im Zeitverlauf intentional Unsicherheiten, Fragwürdigkeiten, Fragmentarischem. Und es geht darum, *fertige Geschichten* loszulassen, damit die brüchigen Strukturen fühl- und verstehbar werden. In der analytischen Gruppentherapie entstehen Verdichtungen und Komplexität von Themen und Emotionalität gleich musikalischen Clustern. Das Zeitempfinden löst sich mitunter von der analogen Dauer – die Abläufe, in die sich scheinbar entschwundene Erinnerungen vergangener Zeiten mischen, werden individuell als beschleunigt oder verlangsamt empfunden. Gehalten von der Struktur einer Sitzung, finden sich die Teilnehmenden schließlich am Ende wie in einer Fermate wieder.

> »Man kann sie nicht fühlen die Zeit, die einen aufreibt. Zeit ist nichts und doch alles, besteht nicht aus den Sekunden, Minuten, Stunden, Tagen, Jahren. Und doch liegt in dieser substanzlosen Substanz, in diesem Krümmen und Formen, dieser Verwerfung der Schlüssel zu unserem Weltverständnis« (Louise Erdrich, 2023, S. 211).

Zeit hören und verstehen

Das Interesse an den Wechselwirkungen und der gegenseitigen Durchdringung von Musik und Psychoanalyse ist so stark, dass daraus eine Gesellschaft entstand, die in Symposien und Werkstätten genau diese Phänomene erforscht. Was können die künstlerischen Wissenschaften voneinander erfahren? Welche Erkenntnisse sind aus der Bezogenheit aufeinander zu gewinnen? Und sind diese in Verbindung mit fachspezifischen Fähigkeiten geeignet, um schließlich als in der Interferenz von Musik und Psychoanalyse tätige Menschen Kommunikationshemmnisse, Angstdruck, Unlust, Desinteresse, Ratlosigkeit zu erspüren und damit umzugehen? Absolvent:innen der Musiktherapie, die während ihres Studiums grundsätzlich mit musikalischen und Selbst-Erforschungen beschäftigt sind, nahmen sich, inspiriert vom Thema des Symposions *Timing,* Nystedts Werk zum Beispiel für eine eigene improvisatorische Gestaltung.

Abend wird es wieder

Abend wird es wieder,
Über Wald und Feld
Säuselt Frieden nieder
Und es ruht die Welt.

Text: August Heinrich Hoffmann von Fallersleben (1798–1874)[6]
Musik: Johann Christian Heinrich Rinck (1770–1846)

Absolvent:innen des Studienganges Musiktherapie der HfMT Hamburg[7]

Die freischwebende Aufmerksamkeit als spezifische Art des Hörens ermöglicht die Wahrnehmung von Gleichzeitigem und Gleichgültigem sowohl in der Beschäftigung mit Musik als auch im Sinne einer therapeutischen Grundhaltung. *Timing* findet fortwährend statt und erfordert vor dem Verstehen eine vertiefte Wahrnehmung. Diese entwickelt sich auch durch den Umgang mit Musik: hörend, singend, musizierend, komponierend, improvisierend.

Schlussakkord

This World is not Conclusion.
A Species stands beyond –
Invisible, as Music –
But positive, as Sound –

Emily Dickinson (1830–1886)[8]

Die Welt ist nicht der Schluss,
weil drüben Etwas wohnt,
Unsichtbar wie Musik
So wirklich wie ein Ton.

Übers. von Gesine Schröder
in Louise Erdrich (2023, S. 342)

Literatur

Erdrich, L. (2023). *Der Nachtwächter*. Aufbau Verlag.

Kathan, B. (2024). Eyeless in Gaza. Ein Gefängnis für Anders Breivik. Partita in a-Moll. *Lettre International 144*, 24–35.

Körber, A. (2024). Editorial. *Musiktherapeutische Umschau, 45*(3), 247–249.

Ruge, E. (2023). *Pompeji oder Die fünf Reden des Jowna*. dtv.

6 https://www.liederindex.de/songs/5

7 Das schriftliche Einverständnis zur Verwendung der Audioaufnahme wurde erteilt und liegt vor.

8 https://www.litcharts.com/poetry/emily-dickinson/this-world-is-not-conclusion

Musical slow motion
Self-experiments

Abstract: The associative text, developed in response to a workshop, reveals itself as correspondingly multi-voiced. The work, *Immortal Bach*, from Norwegian composer Knut Nystedt is used to exemplify changes in the experience of sound and time, arising through the compositional transformation of the first line of J.S. Bach's chorale, *Komm, süßer Tod (Come, sweet death)*. As in this choral singing, themes and emotionality intensify in analytical group therapy like musical clusters, with time perception sometimes suspending itself from the duration of analogue time. An introductory musical setting of the subject of time and eternity, Nystedt's work and a further improvisation example can be accessed as auditory impressions via the QR codes provided. In self-experiments, the effects of stretched sounds and their resolution can be tested in correspondence with this text.

Keywords: experience of time, music, group analysis, self-experiment

Die Autorin

Annegret Körber, Klinische Musiktherapeutin (DMtG) im Bereich Psychosomatik/Psychotherapie, Universitätsmedizin Rostock. Lehr- und Vortragstätigkeit sowie Publikationen zur Musiktherapie als Künstlerische Spezialtherapie. Interessen: musiktherapeutische Improvisationen als Beziehungserleben sowie gruppenanalytische Musiktherapie. Konzept zur ambulanten gruppenmusiktherapeutischen Tinnitusbehandlung (GMTinR). Tätigkeit als Gruppenlehranalytikerin (D3G) und Supervisorin. Sprecherin der Herausgeber:innen der Fachzeitschrift *Musiktherapeutische Umschau*. Vorständin DGPM.

E-Mail: annegret.koerber@med.uni-rostock.de

Drei Formen des Timings

Zeiterfahrungen in Psychoanalyse und Musik

Joachim Küchenhoff

Jahrbuch für Psychoanalyse und Musik • Band 6 (2025), 55–71
https://doi.org/10.30820/9783837934113-55
www.psychosozial-verlag.de/pum

Zusammenfassung: Es gilt, drei Formen des Timings zu unterscheiden. Timing kann erst einmal als »Zeit einhalten« verstanden werden. Der musikalischen Praxis liegt diese Lesart am nächsten, geht es doch wesentlich darum, Takt und Rhythmus zu berücksichtigen. Die zweite Form lässt sich umschreiben als »Zeit schaffen«. Zeit wird hergestellt, wenn Erfahrungen einen neuen und anderen zeitlichen Index erhalten, also beispielsweise der Vergangenheit zugeschrieben werden können, die vorher die Gegenwart heimgesucht haben. Es ist die Aufgabe der psychoanalytischen Psychotherapie, in dieser Weise Zeit herzustellen, das Verhältnis von Vergangenheit, Gegenwart und Zukunft neu zu ordnen. Eine dritte Form des Timings, der zweiten verwandt, von ihr aber doch unterschieden, besteht im »Zeit geben« oder »Zeit schenken«. Während im zweiten Aspekt des Zeitschaffens die Ordnung bzw. Neuordnung und Zuordnung der zeitlichen Modi im Vordergrund steht, bezieht sich die Gabe der Zeit auf die erfüllte Gegenwart. Alle drei Dimensionen des Timings, Zeit einhalten, Zeit schaffen und Zeit schenken, sollen transdisziplinär, also sowohl musikalisch und psychoanalytisch als auch in ihrer Verschränkung eingeführt und erläutert werden. Jede dieser Dimensionen wird durch ein Musikbeispiel erläutert.

Schlüsselworte: Zeiterfahrung, Timing, Gabe, Psychoanalyse, Musikwissenschaft

Einleitung

Im folgenden Beitrag werden drei Formen des Timings unterscheiden. Ich werde unter Timing zunächst einmal das »Zeit einhalten« verstehen. Diese Lesart entspricht der gängigen, wie wir sie auch beispielsweise im Stichwort zu Timing im Wikipedia-Eintrag finden:

> »Mit Timing bezeichnet man in der musikalischen Praxis die Fähigkeit eines Musikers, den Takt zu halten, im Rhythmus zu spielen, die Töne des Musikstückes jeweils genau zum richtigen Zeitpunkt mit dem richtigen Zeitwert zu spielen.«[1]

Die zweite Lesart lässt sich umschreiben als »Zeit schaffen«. Es ist die Stärke der psychoanalytischen Psychotherapie, in einer gewissen Weise Zeit überhaupt erst herzustellen. Natürlich ist diese Aussage ohne weiteres nicht verständlich und muss erläutert werden. Er wird klarer, wenn wir an die Stelle des Wortes »Zeit« ausführlicher einsetzen: »das Verhältnis von Vergangenheit, Gegenwart und Zukunft«. Zeit herstellen meint dann, dass Erfahrungen einen neuen und anderen zeitlichen Index erhalten, also beispielsweise der Vergangenheit zugeschrieben werden können, die vorher die Gegenwart heimgesucht haben.

Die dritte Lesart des Timings scheint mit der soeben ausgearbeiteten nahe verwandt zu sein. Ich spreche von »Zeit geben« oder »Zeit schenken«. Während im zweiten Aspekt des Zeitschaffens die Ordnung bzw. Neuordnung und Zuordnung der zeitlichen Modi im Vordergrund steht, bezieht sich die Gabe der Zeit auf die erfüllte Gegenwart.

Alle drei Dimensionen des Timings – Zeit einhalten, Zeit schaffen und Zeit schenken – sollen musikalisch und psychoanalytisch eingeführt und erläutert werden. Ich wähle für jede dieser Dimensionen ein Musikbeispiel, aber kein kasuistisches Beispiel aus.

Methodologische Vorbemerkungen

Die Bremer Tagung, in deren Kontext der Text in Vortragsform präsentiert wurde, trug den Titel »Timing in Psychoanalyse und Musik«; das »und« ist wichtig und macht methodologische Vorbemerkungen nötig, die dazu Stellung nehmen, in welcher Weise Psychoanalyse und Musik zu verbinden wären, wollte man dem Phänomen des Timings näherkommen. Die einfachste Form, dieses »und« umzusetzen, besteht in einem Vergleich, in dem das Timing sowohl in der Psychoanalyse wie auch in der Musik erst einzeln dargestellt und in einem zweiten Schritt miteinander verglichen, aneinander gemessen wird. Schon komplexer wird das Verhältnis, wenn die eine Seite die Führung übernimmt, sodass Phänomene des Timings entweder vonseiten der Musik oder vonseiten der Psychoanalyse geklärt und die Ergebnisse für die Analyse der jeweils anderen Seite benutzt werden.

1 https://de.wikipedia.org/wiki/Timing_(Musik) (Stand: 09.10.2023).

Dann erläutern sich die beiden Bereiche nicht nur gegenseitig, sondern sie erlauben es auch, aus der Sicht und aus den Erkenntnissen der einen Wissenschaft die andere Wissenschaft zu bereichern. Noch anspruchsvoller könnte das »und« gedeutet werden, wenn es als Verschränkung, als Chiasmus gelesen wird, sodass die Psychoanalyse sich als schon immer musikalisch durchdrungen oder die Musik sich schon immer als Analyse des Seelenlebens erweist. In diesem Text werden nur die ersten beiden Formen berücksichtigt.

Hauptteil

1 Timing als Zeit einhalten

Musik ist Zeit, Musik entwickelt sich in der Zeit. In jedem Moment, in dem wir Musik hören, können unter Umständen eine Vielzahl von Tönen, Klängen oder Geräuschen vernommen werden, aber das musikalische Geschehen, das, was Musik ausmacht, entwickelt sich in der Zeit. Theodor Wiesengrund Adorno, der große Philosoph der kritischen Theorie, der auch zur Philosophie der Musik, insbesondere der Neuen Musik, so viel beigetragen hat, bringt es in einem lesenswerten Aufsatz mit dem Titel »Über einige Relationen zwischen Musik und Malerei« (Adorno, 1978b), auf den Punkt; er stellt fest, dass Musik Zeitkunst ist, und er fügt an, dass sie in der Zeit verläuft, damit aber auch Zeit zum Problem hat. Sie müsse zwischen ihren Teilkomplexen zeitliche Relationen herstellen, durch Zeit sie synthetisieren. Sie muss aber auch mit der Zeit selbst fertig werden, sich an sie nicht verlieren, sondern sich dem Fluss der Zeit entgegenstemmen.

Und doch ist der Fluss der Zeit in der Musik immer gegenwärtig. Musik vergeht in der Zeit, sie lässt sich nicht, es sei denn über Notentext oder Tonträger, fest- und aufhalten. So ist in dem Timing der Musik immer auch die Unerbittlichkeit der Zeit enthalten. Der Philosoph Michael Theunissen (1981) spricht von der Herrschaft der Zeit, und er hat dabei nicht eine Vielfalt von Zeitphänomenen im Blick, sondern allein die eine Zeit, die durch ihren Kern, nämlich das Vergehen, bestimmt ist. Dieser Zeit können wir nicht beikommen; indem ich über sie rede, vergeht sie bereits, sodass man sie nie vor sich bringen kann, sie schreitet immer schon, auch wenn sie Gegenstand des Nachdenkens ist, voran. In diesem Sinne herrscht die eine Zeit, sie lässt sich nicht eintauschen, sie ist keine Gabe, sondern unerbittlich. Wir können von der existenziellen Schicht der Zeit sprechen. Zeit einhalten, heißt dann auch Zeit aushalten. Und diese Zeit, das existenzielle Vergehen der Zeit, ist der Musik eingeschrieben.

Timing in der Musik als »Zeit einhalten« verweist nicht nur auf Existenzialien, sondern hat ganz praktische und vielleicht banal erscheinende Dimensionen. Musik ist doch auch Zeitkunst dadurch, dass es notwendig ist, nicht nur die Noten zu lesen und nach ihnen zu spielen, sondern auch den genauen Takt einzuhalten, den Rhythmus mitzugehen, einen eigenen zu finden, wenn er nicht vorgegeben ist, ein Rubato einzusetzen, wo es verlangt ist oder wo es dem interpretierenden Musiker sinnvoll erscheint. In der klassischen Musik entscheidet unter Umständen die Genauigkeit in dem Beachten der Zeitangaben über Wohl und Wehe der gesamten Interpretation.

Über die Pause ist in diesem Kreis vor einigen Jahren intensiv gesprochen worden (Jekat et al., 2018); auf die wichtigen Gedanken dieser Tagung soll nur verwiesen, sie sollen nicht wiederholt werden. Hier geht es ergänzend um einen spezifischen Sachverhalt: wie könnte die Pause, zum Beispiel die Generalpause, überhaupt bedeutungsvoll werden und als dringend einzuhaltende Pause selbst Einhalt gebieten und damit auf das Vergehen der Zeit, die Vergänglichkeit, vielleicht sogar auf den Tod verweisen, wenn hier nicht ein exaktes Timing alle Mitglieder des Orchesters verpflichtet, an der genau gleichen Stelle zu stoppen und genau an der gleichen Stelle wieder einzusetzen?

> »Wenn nicht der Schmerz über den Tod zum Ausdruck gebracht, sondern der Tod dramatisiert werden soll, sind die zentralen musikalischen Mittel die Generalpause als absolute Musikreduktion, Dissonanzen (Missklang) sowie die Zerstörung der musikalischen Linie« (Fiedler, 2003).

Das musikalische Beispiel dazu stammt aus Verdis grandioser und eindringlicher Oper *La Traviata*. Im ersten Akt ist die Kameliendame Violetta auf dem Höhepunkt ihres gesellschaftlichen Renommees und ihres Salonerfolges angelangt. Sie wird umschwärmt, sie feiert rauschende Feste. Alfredo, in den Violetta sich rasch wider Willen verlieben wird, stimmt ein Trinklied an, das dazu auffordert, »aus den Bechern der Freude zu trinken« – er adressiert in seinem Gesang sofort die flüchtige Zeit, die sich an der Lust berauschen solle; später wird Violetta das Trinklied aufgreifen und ihrerseits die Freuden der Liebe feiern; auch sie denkt an Vergänglichkeit und damit an die Zeit: die Freuden der Lust vergleicht sie mit einer »Blume, die erblüht und verwelkt, deren Anhänger sie nicht erfreuen kann.« Die Musik hat, vor allen Worten, das Vergehen der Zeit dargestellt; bereits sehr früh ist eine Fermate vorgeschrieben, ein Stehenbleiben mitten im Festgesang, ein eindrücklicher musikalischer Hinweis auf das Ende von Violetta, die an der Schwindsucht sterben wird, nachdem Alfredo sich der väterlichen Autorität gebeugt und sie geopfert hat.

Die verschiedenen Aufnahmen arbeiten diese Pause in unterschiedlichem Ausmaß heraus. Wenn sie, die frühzeitig den Tod einführt, auf der musikalischen Ebene früher als auf der literarischen oder Handlungsebene, verschliffen und ohne ein exaktes Timing des Orchesters gespielt wird, ist die Gefahr groß, dass die Aufführung oder die Aufnahme das Wesentliche verfehlt.

Die psychoanalytische Parallele ist schnell gezogen. Zeit, die bewusste und chronologische Zeit einzuhalten, ist ein wesentliches Prinzip psychoanalytischer Therapie, die Dauer der Stunde ist von Jacques Lacan zwar als Zwangskorsett angesehen worden, das durch die Technik der Skansion, der dynamischen Unterbrechung der Stunde verflüssigt werden sollte (Langlitz, 2005). Aber diese Technik hat sich nicht erhalten oder durchgesetzt, zu wichtig ist der therapeutische Gehalt des Zeitrahmens, nicht nur der einzelnen Stunde, sondern der Stundenfrequenzen und schließlich auch der Dauer der Therapie. Dass Stunden überzogen werden, dass sie ausfallen, dass Therapien scheinbar kein Ende finden oder abgebrochen werden, das alles ist wertvolle Arbeitsanforderung für das analytische Paar. Es ist die Gefahr in langen Analysen, dass sie die Trennung des analytischen Paares und damit das Ende der gemeinsamen Zeit, den Verlust und die Trauer vermeiden.

2 Timing als Zeit schaffen

Hatte im ersten Abschnitt die Musik die Führung, so soll sie im zweiten die Psychoanalyse übernehmen. Denn das Schaffen von Zeit, immer verstanden als Differenzierung von Zeitmodi Vergangenheit, Gegenwart und Zukunft, ist der Psychoanalyse als Wesensmerkmal eingeschrieben. Wenn wir davon ausgehen, dass das Wesen des psychoanalytischen Verfahrens die Übertragung ist und dass sie sich in der Therapie allmählich auflösen soll, dann heißt das für die Zeiterfahrung, dass psychoanalytische Therapie es erlaubt, Gegenwart und Vergangenheit überhaupt erst voneinander zu trennen. Darin liegt die grundlegende Paradoxie des psychoanalytischen Verfahrens. Es geht Stunde um Stunde von etwas aus, das noch zu leisten ist. Es setzt kontrafaktisch eine Zeitlichkeit voraus, die allererst herzustellen ist. Die Paradoxie löst sich auf, wenn wir betonen, dass die psychoanalytische Arbeit in jeder Stunde nicht positiv und affirmativ, sondern negativ und kritisch ist: sie stellt nämlich heraus, wo eine gelebte Gegenwart unmöglich ist und damit auch keinen Neubeginn in der Zukunft zulässt. Der Grund dafür ist, dass die Vergangenheit – in der wunderbaren Formulierung von Maurice Merleau-Ponty – als »einstige Gegenwart, die sich weigert, zur Vergangenheit zu werden«

(Merleau-Ponty, 1966, S. 210) mit der Gegenwart untrennbar verbunden oder legiert ist. In der Analyse der Übertragung zeigt sich, dass das Begehren nicht nur dem gegenwärtig erlebten Beziehungspartner gilt, sondern zugleich einem anderen, lebensgeschichtlich fixierten Objekt. Erst wenn diese Verklebung der Zeiten gelöst wird, können sich die Zeitmodi voneinander trennen, ja überhaupt bilden. Durch die Arbeit an der Übertragung, in der geteilten und affektiv bedeutsamen Gegenwart, wird die Vergangenheit aus der Gegenwart gleichsam herausgetrieben. Die Arbeit an der Übertragung hat nicht zum Ziel, Vergangenes wieder ins Bewusstsein zu heben, sondern Vergangenes als Vergangenes überhaupt zu erzeugen und damit Zukunft freizustellen von der Last biografischer Erfahrungen.

Übertragung setzt voraus, dass es Wiederholung gibt. Ohne Wiederholung keine Übertragung. Was nicht im Bewusstsein erinnert werden kann, das muss – darauf macht Freud (1914g) immer wieder aufmerksam – wiederholt werden, in jeder Beziehung, gerade auch in der therapeutischen Beziehung, die darauf vorbereitet ist und dafür explizit den Boden schafft. Freud hat treffend vom Wiederholungszwang gesprochen. Er konstituiert eine Zeiterfahrung, die von der eingeteilten linearen Zeit unterschieden werden muss. Sie lässt sich nicht linear darstellen als Fortschreiten einer chronologischen Zeit. Die Erfahrungszeit des Wiederholungszwangs ist zyklisch. Die zyklische Zeiterfahrung ist die Zeiterfahrung des Unbewussten oder besser, da es *das* Unbewusste als verdinglichte Instanz nicht gibt, ist es die unbewusste Zeitlichkeit, die durch die genannte zyklische Zeitstruktur charakterisiert ist.

Wiederholung selbst aber ist vielgestaltig und keineswegs monomorph. Ich habe an anderer Stelle (Küchenhoff, 2022) die gerade beschriebene als variierende Wiederholung bezeichnet, bei den Menschen, die in einer neurotisch strukturierten Welt leben und die – wie Freud nicht müde wurde zu betonen – an »Reminiszenzen leiden«. Es ist, als arbeite sich die Erfahrung qua Wiederholung an einem Hindernis ab, das sie nicht leicht überwinden kann und gegen das sie immer neu anläuft. Was an dieser doch sonst Fixierung genannten Einengung ist Variation? Wenn wir von zyklischer Zeiterfahrung sprechen, so legt das Bild des Kreises nicht nur nahe, dass eine Erfahrung immer auf einen bestimmten Punkt eines Kreises zurückkehrt, sondern auch, dass die Erfahrung immer neu die Knotenpunkte umkreist. Freud (1915c) hat betont, dass der Trieb das variabelste am Objekt sei, dass der Trieb also immer neue Objekte sucht und findet, an die er sich anheften kann. Wir können diese fundamentale Erkenntnis der Triebpsychologie in eine psychoanalytische Semiotik übersetzen. Auch wenn sich durch eine Verdrängung eine Vorstellung fixiert und verknotet, so bleibt sie doch assoziativ mit vielen anderen unbewussten, vorbewussten oder bewussten Vorstellungen verbunden, sodass sie immer neue Formen des Ausdrucks, immer neue Variationen in der Zeichengebung findet.

Gäbe es die Variation nicht, wäre psychoanalytische Therapie nicht möglich; das Prinzip der freien Assoziation lebt davon, dass andere Vorstellungen sich mit der verknoteten unbewussten und unsäglichen, unsagbaren Vorstellung verbinden können, mit ihr umgehen, auf sie verweisen. Das ist aber nicht nur der strukturellen Fähigkeit der einzelnen Person zuzuschreiben, sondern auch der Aufnahmebereitschaft des Analytikers oder der Analytikerin. In seiner oder ihrer freischwebenden Aufmerksamkeit werden Variationen gehört und ausfindig gemacht, die es erlauben, nicht direkt konfrontativ, sondern lateral, spielerisch sich dem zu nähern, was verdrängt und dem Bewusstsein verborgen ist. Über die Möglichkeit und das Vermögen zu variieren, entscheidet demnach nicht nur die psychische Struktur des Individuums, sondern auch die Qualität der intersubjektiven therapeutischen Beziehung.

Von der variierenden zu unterscheiden, ist die repetitive Wiederholung. Befremdlich mag der Ausdruck klingen, denn er scheint tautologisch zu sein, heißt Repetition doch Wiederholung. Ich will damit eine Wiederholung beschreiben, wie wir sie aus der Behandlung der »cas limites«, der Grenzfälle kennen, bei denen die psychoanalytische Therapie an eine Grenze kommt, die allerdings nicht mehr absolut ist, dank der in den letzten Jahrzehnten immer weiter entwickelten Theorie und Technik der Psychoanalyse. Bei Menschen mit schweren Persönlichkeitsstörungen, psychotischem Erleben oder psychosomatischen Leiden ist die Erfahrungsbildung umfassender eingeschränkt, also die Fähigkeit zur Repräsentation, zum Lernen aus Erfahrungen, die Fähigkeit des Denkens, sodass die Wiederholung nicht mehr um verdrängte Vorstellungen kreist, sodass mit ihnen nicht mehr wiederholend-diskursiv umgegangen werden kann. Ich verwende hier den Begriff »diskursiv« in einem wörtlichen Sinn, nämlich dem In-alle-Richtungen-Laufen. Wenn Erfahrungen nicht in dem oben beschriebenen Sinn gemacht werden können, dann können die Gedanken, Einfälle und Handlungen sich nicht auf das, was sich ereignet, ausrichten, weder intentional und bewusst noch unbewusst. Die Wiederholung, die nicht in Erfahrungsbestände eingebunden werden kann, kreist um sich selbst, erstarrt. Ich nenne deshalb diese Form der Wiederholung Wiederkehr oder eben repetitive Wiederholung, weil ihr die Variation abgeht. Das nicht in die Erfahrungswelt Integrierbare erscheint nicht in Form eines Bildes oder einer gedanklichen Vorstellung, sondern als Schmerz oder als ungeformte Unruhe, und oft stellt sich erst spät in der Therapie heraus, dass sich auf diese Weise körperliche Fragmentierungserfahrungen – Bruchstücke etwa einer traumatischen und Gewaltszene – wiederholen. Diese Form der Wiederholung folgt nicht mehr dem Lustprinzip, aber sie ist auch nicht einfach dem Todestrieb überantwortet. (Das wäre die dritte Form der Wiederholung, die ich als automatische Wiederholung bezeichnet habe, die ich indes hier nicht weiter nutzen werde). Vielmehr richtet sich die Wiederkehr, die in der Innenwelt des Individuums keine Variation mehr zulässt, an den Anderen, sie ist gleichsam auf der Suche nach einem Anderen, nach einem Containing object, nach einem transformativen Objekt, das diese Erfahrungen vorstellbar, denkbar werden lässt und damit schließlich, in einem sehr viel dornenreicheren und prognostisch ungewissen therapeutischen Prozess, doch einen Abstand zwischen der Vergangenheit und der Gegenwart erzeugen kann. Eine besondere Form der rêverie (Warsitz & Küchenhoff, 2015), eine Bereitschaft zur Figurabilität, zur Regredienz (Botella, 2015 [2014]) sind hier aufgerufen, um Variationen überhaupt aufzubauen, dort wo keine mehr waren.

Schon in den verwendeten Begriffen ist der Übergang zur musikalischen Erfahrung vorgezeichnet: Wiederholung, Variation, Repetition. In der Tradition der sogenannten klassischen Musik stehen u. a. das da capo und die Reprise für Wiederholbarkeit, die rasch als ein Synonym der Erstarrung musikalischer Formen aufgefasst worden sind. So wurde die Reprise angegriffen als eine konventionelle Form, die eine autonome, rein aus der musikalischen Entwicklung selbst aufsteigende Form verhindert. Adorno weist in dem posthum editierten Beethoven-Buch (Adorno, 2004) darauf hin, dass Beethoven durchaus noch Reprisen in seine Werke eingebaut hat, er ihnen aber skeptisch und kritisch gegenüberstand, wir würden heute sagen, dass er sie von innen her infrage gestellt, also dekonstruiert hat. So kann auch, musikhistorisch betrachtet, die Wiederholung im musikalischen Werk den Ausdruck einengen und erstarren lassen.

Adorno betont, dass Musik von ihrer inneren Logik her an offene oder latente Wiederholungen gebunden bleibe. Die neue Musik, die er begrüßt und der er sich als Komponist zurechnet, gleichwohl ermahnend, betont er: »Noch das Postulat des Wiederholungslosen, der absoluten Ungleichheit, fordert ein Moment von Gleichheit«. Immer gehe es in der Musik um das »Verhältnis von Veränderlichem und Invariantem« (Adorno, 2004, S. 615). Formgebung ist dialektisch – Form kann zur Konventionalität erstarren und ausdruckslos werden. Auch die Auflösung jeder Form, um die sich die neue Musik bemühte, kann zu bloßer Leere verkommen und nichts mehr von der Negation der überkommenen, kritikwürdigen Verhältnisse enthalten, um die es dem kritischen Theoretiker Adorno immer, auch in der Musik, ging.

> »[Kunst] vertritt die unterdrückte Natur allein kraft dessen, was sie in der Beherrschung von Natur ausgebildet hat. Schlägt sie, anstatt jene Dialektik auszutragen,

sich programmatisch auf die eine oder andere Seite, so wird sie nichtig« (Adorno, 1978a, S. 619).

Erinnert sei noch einmal an die Phänomene der Wiederholung. Es ging darum zu zeigen, wie Zeit nicht nur eingeteilt, sondern auch geschaffen wird, wie aus der Verstrickung von Gegenwart und Vergangenheit – in der Psychoanalyse –, wenn sie aufgelöst werden kann, Temporalität, also ein Zeitgefühl, ein Zeitbewusstsein, das Vergangenheit und Gegenwart zu scheiden erlaubt, entsteht. Dafür stand die Arbeit an der variierenden, sogar an der repetitiven Wiederholung ein. Auch die Variation in der Musik schafft bzw. erschafft Zeit, weil das zu variierende Thema sich nicht rasch erschöpft, sondern in seinem Umspielen, Umkreisen Entwicklung schafft, damit auch dem Thema eine Geschichte und Geschichtlichkeit gibt. Daniel Martin Feige spricht von der retroaktiven Zeitlichkeit der Improvisation, in der »mit jeder gegenwärtigen Handlung auch der Sinn vergangener Handlungen auf dem Spiel steht« (Feige, 2016, S. 180f.), sie also nicht neu erzeugt, aber in neuer Bedeutung erschaffen werden.

Dies soll an einem Variationensatz gezeigt werden, der vielleicht dem Jazz zugeschrieben werden muss, aber schon das ist nicht ganz eindeutig, und diese Uneindeutigkeit ist nicht Unklarheit, sondern Programm. Das Thema dieser Variation stammt aus dem legendären, zu seiner Zeit unendlich subversiv und lustbetont klingenden Song »Light my fire« von der Gruppe The Doors; Jim Morrison singt ein Lied von dem Begehren, von der geteilten Leidenschaft – und erstaunlich ist, wieder mit dem Ohr von heute gehört, wie insistierend, einfach wiederholend es auf dem einen und immer einen Motiv beharrt, übrigens in Kongruenz mit dem Text, der das Eine und nur das Eine wiederholt.

Friedrich Gulda hat daraus einen Variationensatz gemacht, den er entweder solo am Klavier oder auch in Zusammenarbeit mit anderen Musikern gespielt hat. Seine Interpretation greift die Leidenschaft des Songs auf und macht sie noch spürbarer, als es das »zielstrebige« Original vermag, weil er das Motiv immer neu umspielt, immer neu fasst, sich ihm immer neu nähert und damit Zeit schafft, eine Zeit des Begehrens, die immer um den Mangel oder das unerreichbar Ungewusste, Unbewusste weiß, von ihm nicht lässt, aber auch nicht daran verzweifelt, dass es nie ganz zu haben sein wird.

Zugleich aber ist unüberhörbar, dass er einen Variationensatz aufbaut, der heute klassisch anmutet, der in manchen Teilen, vor allem den ersten Variationen, einem Notentext folgt, während er später improvisatio ad libitum vorsieht, der also stellenweise durchaus streng durchkomponiert erscheint. Das aber ist kein konservativer Rückfall, kein Verhaftetsein in den traditionell klassischen

Komponier- und Interpretationsschemata, in denen Gulda sich natürlich bestens auskannte. Nein, es ist in dieser Art, unverkennbar Jazz zu spielen, der Rückgriff auf die vergangene Zeit der Klassik zu vernehmen, aber ein Rückgriff, der im Jazz eine Fortentwicklung der sogenannten klassischen Musik sieht und also Gegensätze erkennt, aber nicht anerkennt, sondern historisch überbrückt. So entsteht in den Ohren der Zuhörenden in diesen Variationen nicht nur eine Zeit des Begehrens, sondern auch eine Geschichte der musikalischen Formen.

Ich zitiere Gulda, und ich bitte Sie, auf die in dem Zitat enthaltenen, Zeit schaffenden Formulierungen zu achten:

> »Man muß diesen Begriff des Dauerhaften, Organisierten neuem Nachdenken unterziehen und vor allem nicht der Jugend von Geburt an einimpfen, daß nur das, was machtvoll erkennbar, dauerhaft ist, wirklichen Wert besitzt. Nach einem solchen Umdenken gewinnt der Begriff des Werkes, also des Abgeschlossenen, Wertvollen, Beständigen, Ganzen wieder neuen Wert, den er durch die Lügenhaftigkeit und durch den Kulturbetrieb ja eingebüßt hat. Vielleicht gelingt es uns, auf dem Umweg über das Improvisatorische, über das Junge, wieder dorthin zu kommen, wo in einer spontanen Wechselwirkung zwischen Künstler und Publikum einerseits und in einer spontanen gegenseitigen Befruchtung des Improvisatorischen und des Durchdachten oder Geschriebenen andererseits neue Werke mit neuen Mitteln geschaffen werden. [...] Vielleicht führt die Einbeziehung der neuen musikalischen Erfahrungen unserer Zeit in unsere eigenen Traditionen zu neuen Musikschöpfungen hier in Europa und trägt dazu bei, die Kluft zwischen beiden verfeindeten Musiklagern zu überbrücken« (Gulda, 1971, S. 49).

3 Timing als Zeit schenken

Ein am Beginn des dritten Teils stehendes Musikbeispiel soll dabei helfen, die letzte Form des Timings nachzuvollziehen. Bevor es erklingt, will ich kurz erläutern, was mit den Verben »geben« oder »schenken« gemeint ist. Was ist die Zeit als Gabe? Durch die Gabe bleibt Zeit nicht ein Ablauf, ein Intervall, sondern wird – poetisch formuliert – zum Raum selbst. Im Wagner'schen *Parsifal* heißt es, und diese Formel beherrscht die gesamte Oper, »Zum Raum wird hier die Zeit«.

> PARSIFAL
> Ich schreite kaum,
> doch wähn' ich mich schon weit.

GURNEMANZ
Du siehst, mein Sohn,
zum Raum wird hier die Zeit.

Dabei denken wir nicht an einen geschlossenen Raum, sondern an den Raum als solchen, an Räumlichkeit überhaupt, einen Raum also, der potenziell unbegrenzt ist. Die Zeit dehnt sich, und sie dehnt sich, das ist zu betonen, an einem Gegenwartspunkt; sie entwickelt aus sich heraus eine Gegenwärtigkeit, die der im ersten Abschnitt beschriebenen Macht der Zeit als unaufhaltsam voranschreitende widerspricht. Es ist der Augenblick, bei dem es zu verweilen lohnt, die ausgefüllte Gegenwart, die sich in sich gleichsam dehnt und weitet.

Diese Gabe der Zeit ist eine Gabe, also nicht etwas, das ich alleine und in der eigenen Person vorfinde, sondern das in der Kommunikation und im Verhältnis von Menschen zueinander entsteht. »Einander Zeit schenken« – das kann ja nicht heißen, dass ich mich schlicht verabrede und festhalte, wann ich wieder nach Hause zurückkehre, wenn ich ausgegangen bin oder wenn ich bei der Arbeit war. Die Verabredung kann eine notwendige Bedingung für die Gabe der Zeit sein, sie ist aber sicher nicht hinreichend. »Sich Zeit schenken«, das meint eben auch, sich nicht nur Zeit füreinander zu lassen, sondern sich gemeinsam auf eine Gegenwart einzulassen, von der nicht klar ist, wohin sie führen wird. Dann ist der Augenblick nicht nur der Gegenwartsmoment, sondern eine geteilte Gegenwart. Sie weitet sich und entlässt aus sich alle Möglichkeiten und Potenzialitäten, die auf eine Entwicklung, also auf Zukunft hinweisen.

Das vertrauteste und dichteste Beispiel für diese Gegenwärtigkeit ist wohl die intime Begegnung, die geteilte erotische Körperlichkeit. Sexualität verkümmert, wenn sie innerhalb eines dafür vorgeschriebenen Zeitraumes gleichsam vollzogen werden muss. Vielmehr geht es bei jeder körperlichen Begegnung doch um ein Miteinander, das auf allerkleinstem Raum voll von größten Überraschungen ist. Die Leibphänomenologie kann darüber Auskunft geben. Berührungen haben dann die ihnen eigene unvergleichliche Intensität, wenn sie nicht gezielt erfolgen, sondern sich in einem stimmigen Rhythmus entwickeln, in der »das Tun des Einen, das Tun des Anderen« ist (Stierlin, 1976). Berührung, die von mir ausgeht, ist Bedingung der Berührung, die ich erhalte, sie ist Antwort und Initiative zugleich. Die Zeit, in der sie sich entwickelt, ist für das Erleben nicht messbar und sie hat mit der linearen Zeit als der vergehenden, fortschreitenden Zeit nichts mehr gemeinsam. Erst allmählich reiht sich die Erfahrung der innigen Berührung wieder in die Zeitreihe ein, wird zur schönen Erinnerung, kommt als bereits vergangene Erfahrung zu Bewusstsein. Sie hatte sich zuvor gedehnt. Die chronologische und lineare Zeit ist ebenso unwichtig geworden wie das Zusammenspiel der Zeitmodi in der zyklischen Zeit.

Ornette Coleman, *The shape of Jazz to come*

Im Jahre 1997 fand ein ganz ungewöhnliches Gespräch statt; Ornette Coleman, der als der Erfinder des Begriffs Free Jazz gilt, wurde von Jacques Derrida, dem weltberühmten Philosophen, der ja auch der Psychoanalyse so viel zu sagen hat, interviewt (Derrida & Coleman, 2004). In diesem besonderen Dokument wird der Free Jazz von beiden übereinstimmend dekonstruiert und jenseits der üblichen Polaritäten und Gegensätze neu definiert. Free Jazz bestimmt sich nicht dadurch, dass er im Gegensatz zum Jazz sonst auf den Notentext oder die Vorbereitung eines Konzerts verzichtet, auch nicht dadurch, dass er glaubt Wiederholungen vermeiden und jeden Ton neu entwerfen zu müssen. Coleman belächelt es, wenn Hörer und Hörerinnen annehmen, er greife am Anfang einer Session einfach zum Saxophon und spiele los. Außerdem ist, so betont er gegenüber Derrida, der Free Jazz nicht ein Jazz, der aus der Freiheit, sondern aus der Limitation, der Begrenzung, besteht. Diese verdankt sich etwas ganz anderem als der musikalischen Tradition oder dem aufgeschriebenen Notentext, sondern – und das mag überraschen – der Demokratie. »Für mich hat die Musik keinen Chef« (ebd., S. 322), und das gilt in jeder Weise: es gibt keine Hierarchie zwischen den Musikern, auch nicht eine zwischen Spieler und Komponisten. Ziel ist schließlich »l'Evènement qui arrive malgré la préparation«, das Ereignis also, wie Derrida sagt, das kommt, obwohl es vorbereitet worden ist. Free Jazz zielt darauf ab, ein Ereignis zuzulassen, eine musikalische Begegnung, die nicht geplant werden kann, die eine überraschende Stimmigkeit findet, und es steht uns frei zu sagen, weil oder obwohl es vorbereitet wurde. In dieser verdichteten Gegenwart weitet sich die Zeit, es entstehen Momente eines ästhetischen Augenblicks. Jeder kennt diese Momente, beileibe nicht nur im Free Jazz, aber eben auch dort, wo die Zeit, die ablaufende, die verrinnende Zeit, keine Rolle mehr spielt.

Was aber heißt das genau? Der Philosoph Martin Seel hat sich den ästhetischen Momenten einer anschaulichen Gegenwart wissenschaftlich gewidmet (Seel, 2000). In ihnen so meint er, stellen wir unsere Identität, die Erfahrung unserer selbst in dem Zeitverlauf, zurück, wir finden uns »außerhalb der Kontinuität unseres Lebens« wieder (ebd., S. 39). Die intensivierte Gegenwartserfahrung hat Implikationen, hat Folgen, die ihr eigentümlich sind. Sie erlaubt, so Seel, eine »Affirmation des begrifflich und praktisch Unbestimmbaren« (ebd., S. 38). Sie gibt den »Geschmack für den Augenblick« (ebd., S. 40) zurück. »Denn dieses

Gespür macht es möglich, die unbeherrschbare Gegenwart nicht als einen Mangel an Sinn oder Sein, sondern als eine Gelegenheit zu uns selbst zu ergreifen, die wir im folgerichtigen Denken und Handeln zwangsläufig auslassen müssen« (ebd., S. 40). Es handelt sich also um Erfahrungen, die Unverfügbarkeit als Öffnung und als Möglichkeit, ein Ereignis als Potenzialität, durch die Zukunft sich verändern kann, erleben lässt.

In der psychoanalytischen Diskussion sind die erfüllten Gegenwartsmomente immer wichtig gewesen, denn sie sind die Momente der Begegnung und der emotionalen Berührung, die mehr als alle rationalen Einsichten bewirken können. Daniel Stern hat sie in einer vielleicht etwas verkürzend-empiristischen Weise als now moments operationalisiert, in dem sich der gewohnte Rahmen, der eingespielte Umgang miteinander plötzlich verändert, die Interaktion spontan andere Wege geht als die bekannten, die Situation unvertraut wird und eine rasche, unwillkürliche Entscheidung verlangt (Stern et al., 2002, S. 990). Now moments sind die kritischen und kairotischen, einen Kairos enthaltenden Augenblicke oder Verdichtungen der Erlebniszeit, in denen die therapeutische Beziehung infrage steht und sich in ihr eine neue Art und Weise des sich Begegnens als Möglichkeit bietet, die ergriffen, aber auch verfehlt werden kann. Das ist der Schopf, an dem der Gott Kairos ergriffen werden muss, soll er nicht gleich wieder entfliehen.

Für Sigmund Freud waren diese therapeutischen Augenblicke jedenfalls glückliche Momente, wie wir wissen. Eine Analysandin, die amerikanische Schriftstellerin Hilda Dolittle, hat darüber berichtet; Freud habe sich in solchen Momenten zur Belohnung eine Zigarre angezündet.

> »›Ah-- now--we must celebrate this‹; he would rise, select, light, and then, from the niche [where he sat rose] the smoke of burnt incense, the smouldering of his mellow, fragrant cigar« (Dolittle, 1974, S. 23).

Voraussetzung aber für die Ermöglichung solcher überraschenden und konkret unplanbaren Momente ist eine Haltung auch innerhalb der Analyse, der der vorgehend mit Derrida und Coleman beschriebenen ausgesprochen gleicht, eine Haltung nämlich, die sich nicht in bloßen Entgegensetzungen und darauf folgenden Einseitigkeiten erschöpft, sondern sie hinter sich lässt:

> »Die in der atopischen Haltung gelegene Sollens-Nichtsollens-Forderung beinhaltet weder eine bestimmte positive Setzung – z. B. der Form: eine Psychoanalyse sollte in ihrem Kern auf Deutungen beruhen –, noch ist sie eine bestimmte Negation – z. B. der Form: der Psychoanalytiker sollte nicht mitagieren, sondern verstehen –, viel-

> mehr ist sie eine der unbestimmten Negation: Es geht in ihr nicht um die Einnahme einer bestimmten anderen Position im Gegensatz zur negierten, sondern um die Bewegung der Abstandnahme von bemächtigenden und narzißtisch verführenden Identifizierungen und Subsumtionen überhaupt« (Schneider, 2003, S. 237).

Psychoanalytische Therapie spannt – nicht fest, nicht berechenbar, aber doch immer neu und immer wieder – einen Übergangsraum, einen Raum der Kreativität, eine Gegenwart, die eine Zukunft denkbar werden lässt, die sich nicht im Erfüllen oder im Verweigern vergangener Selbst- und Fremdforderung erschöpft, sondern etwas Neues aufbauen hilft.

Zum Schluss

Der Zeitmodus der Zukunft ist in meinen Überlegungen zum Timing, zum »Zeit einhalten«, »Zeit schaffen« und »Zeit geben«, immer angesprochen gewesen, aber nie ausgearbeitet worden. Auf den Zukunftsmodus verweise ich daher abschließend noch einmal. Alle drei mit den Timing-Varianten verbundenen Formen der erlebten Zeit, die chronologische oder lineare Zeit, die zyklische Zeit und schließlich der Kairos, die Gegenwart erneuernde Zeit, sind auf Zukunft ausgerichtet. Die chronologische Zeit verweist auf Vergänglichkeit und Endlichkeit, die zyklische Zeit ist mit Erwartung verbunden, die sich öffnen kann, wenn der Kreis der Wiederholungen kreativ aufgebrochen wird, der Kairos schließlich zeigt die Unverfügbarkeit dessen, was kommt, und damit eine prinzipielle Offenheit an.

Vor allem im »Zeit schaffen« und im »Zeit schenken« oder »Zeit geben« setzt Zukunft die Begegnung mit dem anderen voraus. Sehr prägnant hat der Religionsphilosoph und Hermeneutiker Paul Ricœur die enge Verbindung zwischen der Hoffnung, der positiv konnotierten Zukunft, und dem Zusammensein mit anderen in die Formel verdichtet: »La survie, c'est les autres« (Ricœur, zit. n. Angehrn, 2023, S. 119). Timing in der Musik ebenso wie in der Psychoanalyse ist immer ein aufeinander ausgerichtetes Timing, ein Co-Timing, mit dem gebräuchlicheren Lehnwort aus dem Griechischen umschrieben: Synchronisierung. Ich verwende es hier aber nicht im üblichen Sinn, der auch als Gleichschaltung meiner Zeit mit der des Anderen missverstanden werden könnte. Synchronisierung heißt für mich, in den beschriebenen Formen Zeit miteinander entstehen zu lassen und schließlich auch – miteinander oder gegeneinander – auszufüllen. Dass dieses Timing, dass die Synchronisierung scheitert, das ist zwischen Menschen die Regel, nicht die Ausnahme, daher ist und bleibt die Psychoanalyse eine kritische Wissenschaft, die untersucht, wo Timing, wo Co-Timing und Synchronisierung im eben definierten Sinn scheitern. Das gilt, so vermute ich, auch für viele Form einer verwalteten, vermarkteten und verfügbar gemachten Musikpraxis. Eine »Kritische Theorie des Hörens« (Mettin, 2020), angewandt nicht nur auf die Psychoanalyse, sondern auch auf die Musik, hätte dies zu entscheiden.

Literatur

Adorno T.W (1978a) Form in der neuen Musik. In T.W. Adorno, *Gesammelte Schriften 16: Musikalische Schriften I–III* (S. 607–627). Suhrkamp.

Adorno, T.W. (1978b). Über einige Relationen zwischen Musik und Malerei. In T.W. Adorno, *Gesammelte Schriften 16: Musikalische Schriften I–III* (S. 628–644). Suhrkamp.

Adorno, T.W. (2004). *Beethoven. Philosophie der Musik.* Suhrkamp.

Angehrn, E. (2023). *Die Zeit des Anderen. Geteilte Erinnerung, gestohlene Zukunft, geschenkte Zeit.* Meiner

Botella, C. (2014). On remembering. The notion of memory without recollection. *International Journal of Psychoanalysis*, 95, 911–936. [Dt: (2015) Über das Erinnern. Das Konzept eines Gedächtnisses ohne Erinnerung. Internationale Psychoanalyse, 10:169–200.]

Derrida, J. & Coleman, O. (2004). The Other's Language. Jacques Derrida Interviews Ornette Coleman, 23 June 1997 (Übers. v. T.S. Murphy). *Genre. Forms of Discourse and Culture, 37*(2), 319–329. https://doi.org/10.1215/00166928-37-2-319

Dolittle, H. (1974). *Tribute to Freud; Writing on the Wall; Advent.* Godine.

Feige, D. (2016). Jazz als Artikulation und Exemplifikation von Unverfügbarkeit. In K. Heitkamp (Hrsg.), *Kontrollierter Kontrollverlust. Jazz und Psychoanalyse* (S. 175–186). Psychosozial-Verlag.

Fiedler, K. (2003). Die Trauermusik im 20. Jahrhundert und der Tod in der Musik des 20. Jahrhunderts. *OHLSDORF. Zeitschrift für Trauerkultur, Nr. 82*, (III/2003), https://www.fof-ohlsdorf.de/thema/2003/82s05_trauermusik.htm

Freud, S. (1914g). Erinnern, Wiederholen, Durcharbeiten. In *Gesammelte Werke* (S. 126–136), London 81991, Bd. X.

Freud, S. (1915c). Triebe und Triebschicksale. In *Gesammelte Werke* (S. 210–232), London 81991, Bd. X.

Gulda, F. (1971). Liberation Through Improvisation/Libération par improvisation/Befreiung durch Improvisation. *The World of Music*, 1971, Vol. 13, No. 3 (1971), 42–49.

Jekat, F., Schlüter, S. & Sommer-Frenzel, J. (Hrsg.) (2018). Dazwischen – Die Pause in Musik und Psychoanalyse. *Jahrbuch für Psychoanalyse und Musik, Band 2.* Psychosozial-Verlag.

Küchenhoff, J. (2022). Wiederholung und Transformation. Eine psychoanalytische Perspektive. In V. von Flemming & J.Berger (Hrsg.), *Vanitas als Wiederholung* (S. 133–150). de Gruyter.

Langlitz, N. (2005). *Die Zeit der Psychoanalyse. Lacan und das Problem der Sitzungsdauer*. Suhrkamp.

Merleau-Ponty, M. (1966). *Phänomenologie der Wahrnehmung*. de Gruyter.

Mettin, M. (2020). *Kritische Theorie des Hörens. Untersuchungen zur Philosophie Ulrich Sonnemanns*. Metzler.

Schneider, G. (2003). Die Zukunft? Plädoyer für eine atopische Grundhaltung in der Psychoanalyse – mit einem Exkurs zu Melvilles *Bartleby*. *Psyche – Z Psychoanal, 57*, 226–249.

Seel, M. (2000). *Ästhetik des Erscheinens*. Hanser.

Stern, D., Sander, L., Nahum, J. (2002). Nicht-deutende Mechanismen in der psychoanalytischen Therapie. Das „Etwas – Mehr" als Deutung. *Psyche – Z Psychoanal*, 56, 974-1006

Stierlin, H. (1976). *Das Tun des Einen ist das Tun des Anderen*. Suhrkamp.

Theunissen, M. (1981). *Negative Theologie der Zeit*. Suhrkamp.

Warsitz, R.-P. & Küchenhoff, J. (2015). *Psychoanalyse als Erkenntnistheorie. Psychoanalytische Erkenntnisverfahren*. Kohlhammer.

Three Forms of Timing
Experiences of Time in Psychoanalysis and Music

Abstract: It is important to distinguish between three forms of timing. Timing can first of all be understood as »keeping time«. This interpretation is closest to musical practice, as it is essentially a matter of taking into account beat and rhythm. The second form can be described as »creating time«. Time is created when experiences are given a new and different temporal index, for example when they can be attributed to the past that previously haunted the present. It is the task of psychoanalytic psychotherapy to create time in this way, to reorganize the relationship between past, present and future. A third form of timing, related to the second but distinct from it, consists of »giving time« or »giving the gift of time«. While the second aspect of creating time focuses on the ordering or reordering and allocation of temporal modes, the gift of time refers to the fulfilled present. All three dimensions of timing – keeping time, creating time and giving time – will be introduced and explained transdisciplinarily, i.e. both musically and psychoanalytically, and in their interconnectedness. Each of these dimensions will be illustrated by a musical example.

Keywords: experience of time, timing, gift, psychoanalysis, musicology

Der Autor

Joachim Küchenhoff, Prof. Dr. med., praktiziert als Psychoanalytiker (DPV, SGPsa, IPA), Facharzt für Psychiatrie und Psychotherapie und für Psychosomatische Medizin und Psychotherapie in Binningen bei Basel. Er ist emeritierter Professor der Universität Basel, Vorsitzender des Aufsichtsrates und Gastprofessor der Internationalen Psychoanalytischen Universität Berlin, wissenschaftlicher Beirat u. a. des Sigmund-Freud-Instituts Frankfurt und der Lindauer Psychotherapiewochen. Er ist Autor und Herausgeber zahlreicher Publikationen (www.praxis-kuechenhoff.ch). Neueste Buchpublikationen: 2024: *Frühe Trennungen, frühe Verluste*. 2023: *Mutual Impact. At the Crossroads of Psychoanalysis and Literature*. 2023: *Psychotisches Erleben: Psychodynamik, Beziehungsdynamik, Behandlung*. 2022: *Vom Dringlichen und vom Grundsätzlichen. Psychoanalytische Gedanken zu existenziellen, gesellschaftspolitischen und erkenntnistheoretischen Fragen*.

E-Mail: Joachim.Kuechenhoff@unibas.ch

Musikalische Zeitgestaltung und innerlich erlebte Zeit

Gisela Linnen

Jahrbuch für Psychoanalyse und Musik • Band 6 (2025), 73–85
https://doi.org/10.30820/9783837934113-73
www.psychosozial-verlag.de/pum

Zusammenfassung: Musikalische Zeitorganisation wird auf vielfältige unterschiedliche Arten erzeugt. Sie bewegt sich, werk- und musikgeschichtlich eingebunden, in einem Raum-Zeit-Kontinuum, das durch klangliche Gestaltbildung und ebenso durch subjektives Erleben geformt wird. Ausgehend von maßgeblichen Veränderungen des Musikbegriffs im 20. Jahrhundert werden zeittheoretische Konzeptionen von Komponierenden gezeigt sowie kompositorische Strategien, mit denen Zeitgestaltung zyklisch, linear und verräumlichend musikalisch realisiert werden kann. Diese werden in Relation zu psychologischen Vorgängen gesetzt. Zentral wird dazu das Erleben von Momenten und Augenblicken besprochen, durch die musikalische Verläufe als signifikant gegliedert und mit Bedeutung aufgeladen erlebt werden können. Abschließend wird der Prozess innerlich erlebter Zeit anhand eines musikalischen Beispiels exemplifiziert.

Schlüsselworte: Musikalische Zeitorganisation, Gegenwartsmoment, Erlebniszeit, Eigenzeit, Polytemporalität

Musikalische Zeitverläufe werden auf vielfältige unterschiedliche Arten erzeugt und bewegen sich, werk- und musikgeschichtlich eingebunden, in einem Kontinuum des klingenden »Davor« und »Danach«. Wir hören Musik, indem etwas zu klingen beginnt, irgendeine Art von Anfang, auf den irgendwann eine von vielen Arten des Endens folgt, und wir erkennen darin dann zwei Punkte, die zur Messung eines zeitlichen Abschnitts dienen, der eine Dauer markiert. Schauen wir auf die Uhr, können wir diese Dauer chronometrisch äußerlich bestimmen und wir können festhalten: »Jeder musikalische Gegenstand ist zeitlich, er dauert« (Doflein, 1924/25, S. 45). Über unser inneres Erleben der Musik, des

Musikalischen, sagt dies noch wenig aus. Auch über die Eigentümlichkeit, charakteristische Besonderheiten oder Stilistik der Musik erfahren wir dadurch nichts. Was aber durch Anfang und Ende klar wird, ist, dass dadurch eine (Form-)Gestalt begrenzt wird, durch die Musik in der Kontinuität eines »Hinflusses von Zeit« (ebd., S. 46) eine eigene Wirklichkeit erschafft und diese »gegenüber der Wirklichkeit, in der sie geschieht« (Eggebrecht, 2001, S. 14), absetzt.

Im Zuhören oder musikalischen Agieren erleben wir diese musikalische Wirklichkeit gewissermaßen von Moment zu Moment gegliedert und können dabei unterschiedliche Qualitäten, diverse Arten von Zeitempfinden oder -gefühl erleben und entfalten. Diese Qualitäten erinnern uns daran, dass im Musikalischen immer ein Entstehungsprozess im Gange ist, der nicht nur den Eindruck vermittelt, Zeit vergehe, sondern der, wenn es gut gemacht ist, immer ein Ausdruck von Logiken der musikalischen Raum- und Formenbildungen ist, denen in bestimmten Augenblicken spürbar etwas Besonderes, Individualisiertes, Persönliches anhaftet. Je nach musikalischer Personalstilistik und musikgeschichtlicher Epoche unterscheiden sich dabei angewendete kompositorische Zielrichtungen und Verfahrensweisen, mit denen das Phänomen Zeit kompositorisch organisiert und erfahrbar gemacht wird. Wie »Momente« oder »Augenblicke« psychologisch zustande kommen, können wir dadurch nicht bestimmen, was aber klar wird, ist, dass subjektives Erleben auf klangliche Gestalt(en) trifft, individuelle »Erlebniszeit« (vgl. Stockhausen, 1955) und klangliche »Eigenzeit« (vgl. Stockhausen, 1957) ein musikalisch-psychologisches Raum-Zeit-Kontinuum formen.

Werfen wir einen ersten Blick auf musikalische Mittel und Verfahrensweisen, mit denen Zeitgestaltung musikalisch realisiert werden kann, zeigt der Rückblick ins letzte Jahrhundert als signifikante Veränderung von Klang- und Zeitqualitäten den Übergang in die Atonalität und die Emanzipation des Rhythmus. Beispielsweise die Musiken der aphoristischen Kompositionen der (zweiten) Wiener Schule oder Kompositionen von Igor Strawinsky im Zeitraum von 1900 bis 1914, auch die »musique d'ameublement« (1917/1920/1923) von Erik Satie zu Beginn des 20. Jahrhunderts machen diese neuartigen Klang- und Rhythmuswelten hörbar und verweisen auf ein neues Konzept, Klang zeitlich zu organisieren. Ausgehend von der veränderten Wirklichkeitserfahrung in der reflexiven Moderne transformieren diese Kompositionen zeittheoretische Konzeptionen in kompositorische Zeitorganisation, die auch noch in der zweiten Hälfte des 20. Jahrhunderts (beginnend nach 1945) im Gesamten wesentlich auf Entwicklungen der französischen Zeitphilosophie beruhen; sie werden zunächst von Igor Strawinksy und Olivier Messiaen musikalisch rezipiert. Prominent sind in diesem Zusammenhang Henri

Bergsons Begriffe von »temps durée«, der erlebten Zeit, und »temps despace«, der räumlich vorgestellten Zeit (vgl. Bergson, 1920). Sie stellen einen wichtigen Bezugspunkt für die von Strawinsky (von Pierre Souvtchinisky übernommenen) 1939 präsentierte Theorie der »ontologischen« und »psychologischen« Zeit dar (vgl. Strawisnky, 1939/1983). Hier wird messbare zeitliche Dauer in Form der »ontologischen Zeit« als der Zeitprozess definiert, der sich als gewissermaßen »wirkliche oder ontologische Zeit« (ebd., S. 23) parallel zur chronometrischen Zeit entwickelt; sie wird abgegrenzt vom Zeitbegriff der »psychologischen Zeit«, die »als Erlebniszeit ... Langeweile oder Angst, Schmerz oder Freude ... im erlebenden Subjekt ein Zeitgefühl entstehen ... [lässt], das sich beschleunigt oder verlangsamt und das den Gang der ontologischen Zeit womöglich tiefgreifenden Störungen unterwirft« (ebd., S. 15). Die Klangorganisation, Mittel und Verfahrensweisen zwischen beiden Zeitformen ist spür- und hörbar verschieden: Musik, die als psychologische Zeit wahrgenommen wird, wird im Wesentlichen durch Kontrastbildung hergestellt; ontologisches musikalisches Zeitempfinden hingegen zeichnet sich durch Analogiebildung, das heißt Gleichartigkeit und Wiederholung aus.

Messiaen entwickelte ebenfalls bezugnehmend auf Bergsons Zeitphilosophie und dessen Unterscheidung von »durée vécue« (Erlebnisdauer) und »temps structuré« (gegliederte Zeit) (zit. n. Borio, 2000, S. 322) eine Art Zeitmodell, das die Perspektive des Gefühls von »erlebter Dauer und deren Verhältnis zur musikalischen Rhythmik« (Utz, 2016, S. 611) ins Zentrum der Betrachtung rückt. Er integriert darin das Zusammenspiel von aktuellem und erinnertem Zeitgefühl und markiert dadurch innerhalb des Zusammenhangs von Dichte einerseits und Dauerempfindung andererseits zwei zentrale Bezugspunkte zur psychologischen Definition von Zeitempfindung, die für die qualitative Erfahrung von Zeit in musikalischen Verläufen grundlegend sind. Er formuliert, dass je höher die Ereignisdichte, desto kürzer sei die empfundene Dauer im Moment des Hörens, gleichzeitig jedoch sei die empfundene Dauer eines Zeitabschnitts mit hoher Ereignisdichte im Rückblick länger:

> »a) Gegenwarts-Zeitempfinden. Gesetz: ›Je erfüllter (ereignisreicher) die Zeit ist, desto kürzer erscheint sie uns – je leerer (ereignisärmer) sie ist, desto länger erscheint sie uns‹ [...]
>
> b) Nachträgliche Wahrnehmung vergangener Zeit. Umgekehrtes Gesetz: ›Je erfüllter (ereignisreicher) die Zeit war, desto länger erscheint sie uns im nachhinein – je leerer (ereignisärmer) sie war, um so kürzer erscheint sie uns jetzt‹« (Messiaen, *Traité de rhytme, de couleur, et d'ornithologie (1949–1992), Bd. I*, Paris 1994, S. 23, zit. n. Borio, 2000, S. 322).

Stockhausen greift diese Perspektive auf, stellt das Erleben von Zeit mithilfe musikalischer Prozesse ebenfalls in Zusammenhang mit dem Verhältnis von Erlebnisdichte und Ereignissen in der Zeit, formuliert die Begriffe der Ereigniszeit und Eigenzeit und verknüpft dieses mit einer musikalischen Struktur-Auffassung, die »qualitative Zeiterfahrung ... zum Maßstab des Komponisten« (Utz, 2016, S. 611) erhebt und nun auf einem schmalen Grat zwischen »einem Zuviel an […] ›Wiederholungen‹ oder aber einem Zuviel an ›Kontrasten‹« (Stockhausen, 1955, S. 79) Erlebniszeit formt und in diese den Aspekt der Erwartung integriert: »Je größer die zeitliche Dichte unerwarteter Veränderungen – der Informationsgehalt – ist, […] um so kürzer vergeht die Zeit; je geringer die effektive Veränderungsdichte ist […] um so langsamer vergeht die Zeit« (ebd., S. 69).

Ebenfalls auf Messiaen stützt sich später Pierre Boulez und formuliert die Begriffe der »pulsierenden« und »amorphen« Zeit (Boulez, 1963, S. 77), die er als zwei ineinandergreifende Aspekte musikalischer Zeitgestaltung auffasst. Pulsierende Zeit, »eingekerbte Zeit« (ebd.) oder »geriffelte Zeit« (Boulez, 1985, S. 66) bezieht sich mit musikalisch geschaffenen Dauernstrukturen auf chronometrische Zeit, und zwar anhand eines regelmäßigen oder unregelmäßigen rhythmischen Unterteilens; amorphe Zeit hingegen stellt einen Zeiteindruck mit relativen, nicht absoluten Dauernstrukturen her und formt damit ein »Zeitfeld«, mit einer »glatten« Zeitgestalt (Boulez, 1963, S. 77). Amorphe Zeit erlaubt eine Unterscheidung von Dichtegraden, pulsierende Zeit eine Variabilität der Geschwindigkeit in Beschleunigung oder Verlangsamung (vgl. ebd.).

Schließlich greift Lachenmann den Begriff der »Eigenzeit« wieder auf und definiert diese in Anlehnung an Stockhausen als »Zeit, welche erforderlich ist, um die Eigenschaft eines ... Klanges zu übermitteln« (Lachenmann, 1996, S. 8). Hier werden zeitliche Wirkungen der Klänge von Lachenmann unterschieden in prozesshafte Klangtypen mit einem reichen »inneren Zeitgefüge«, in denen die »Eigenzeit der Zeit des realen Erklingens entspricht« (Utz, 2016, S. 611), und zuständliche Klangtypen, in denen das Zeitgefühl die Eigenzeit des Klanges als von der tatsächlichen Dauer abgelöst zeigt und darin eine »statische oder statistische Klangerfahrung« (Lachenmann, 1996, S. 17) vermittelt.

Grundsätzlich können wir im Musikalischen drei Formen von Zeitanschauung unterscheiden. Erstens kann Zeit zyklisch wiederkehrend gedacht werden; zum Beispiel in der modalen Praxis des Mittelalters. Zweitens kann Musik als fortschreitende, lineare Zeit gedacht werden; häufig dramatisch auf ein Ende ausgerichtet, wie es wichtig ist für final konzipierte Werke. Drittens kann Zeit als Raum-Zeit gedacht werden, darin den Komplex Musik und Zeit mit einer Raumvorstellung verknüpfen und musikalische Zeitgestaltungen und Raumauffassungen miteinander verbinden (vgl.

Motte-Haber, 1996, S. 35f.). Das Erleben von musikalischer »Zeit« in Einzelklängen oder mehrschichtigen Klangprozessen kann also zyklisch nachvollziehbar oder zeitlich sukzessiv bis chronologisch linear erscheinen, oder verdichtet, auch weniger vorhersehbar wirken, scheinbar verborgen entstehen, in Schichtenbildung simultan, im Zusammentreffen von vielleicht Gleichzeitigem und Ungleichzeitigem nicht-lineare zeitliche Strukturen bündeln und dabei einen Eindruck der Verräumlichung bewirken. Diese Aspekte zeigen Zeit als eine kompositionstechnisch verfügbare Größe, anschaulich fassbar in Form von »Zeitkomplexen« (Stockhausen, 1957, S. 35), »Zeitschichten« (ebd., S. 34) oder »Zeitgeräuschen« (Utz, 2016, S. 611).

Werfen wir einen zweiten Blick auf musikalische Mittel und Verfahrensweisen, mit denen Zeitgestaltung musikalisch realisiert werden kann, werden bereits im 19. Jahrhundert bei Hector Berlioz und später besonders prominent bei Debussy »Zeitschichtungen« (Motte-Haber, 1996, S. 36) sichtbar, die mithilfe erstens dynamischer Differenzierung in Form unterschiedlicher Lautstärkegrade, zweitens Auflösung des Metrums und drittens mehrerer, gleichzeitig sich überlagernder metrisch unabhängiger Verläufe hergestellt werden. Anhand des Verfahrens unterschiedliche Schichten mittels unterschiedlicher Lautstärkegrade und diverser Metren zu differenzieren und dann zu kombinieren, wird der Eindruck einer »räumliche[n] Entfernung« und »perspektivische[n] Tiefe« mit einer »gleichzeitige[n] Staffelung verschiedener Zeitebenen« (ebd.) verbunden und dadurch ein Klangbild erzeugt, das in einen Vorder-, Mittel- und Hintergrund aufgefächert erscheint. Bei Debussy werden diese Schichten häufig gleichzeitig gemischt und erzeugen dadurch Farbflächen; Strawinsky arbeitet mit rhythmisch-melodischen Figuren, die in mehreren Schichten übereinander gelagert und nach und nach gegeneinander verschoben werden; Messiaen komponiert »Kontraktion der Zeit durch kleiner werdende Dauern und Ausdehnung durch Größerwerden [von Dauernreihen]« und assoziiert diese »mit räumlicher Höhe und Tiefe« (ebd., S. 44).

Generell wird das Etablieren dieser mehrfachen Dimensionen nur möglich durch einen gemeinsamen Bezug, durch eine »gleichzeitige, Zusammengehörigkeit garantierende Umhüllung durch einen Raum« (ebd., S. 36). Hinsichtlich der musikalischen Realisation von Zeitgestaltung hat dieser Raum die Funktion, »Konstruktionen von gleichzeitig ablaufenden Zeiten … [zu ermöglichen], die nicht durch ein gemeinsames chronologisches Raster zusammengehalten werden« (ebd., S. 47); seine besondere Qualität besteht darin, dass er »durch Bezug solcher Zeitüberlagerungen … simultane, aber unterschiedliche Aktionen erlaubt« (ebd.).

Diesen musikalisch etablierten Raum können wir als Rahmen für kompositorische Zeitgestaltung und -erfahrung verstehen, der im Gesamten »Erlebniszeit«

abmisst und einfasst durch Anfang, spätere Einsätze und Schluss; in ihm bildet sich eine morphologisch verfasste musikalische Gestalt heraus (deren Eindeutigkeit sich das musikalische Tempo im Verlauf übrigens unterordnet). Diese formt eine eigene Gegenwärtigkeit, die sich aus Perspektive des dualistischen Ansatzes von Zeitauffassung in »Differenz zwischen einer Weltzeit, die objektiv gegeben und physikalisch meßbar ist, und einer erlebten Zeit, die sich durch Bewusstsein konstituiert« (Borio, 2000, S. 323), herausbildet; sie kann Zeitschichtungen enthalten, durch die eine Gleichzeitigkeit vielfacher Einzelereignisse mit eigener Individualität und Eigenzeit entfaltet werden, und sie kann ein Empfinden von Gegenwart vermitteln, besonders im Augenblick ihres abgrenzenden Endens oder Schließens (vgl. ebd., S. 332).

Werfen wir an dieser Stelle einen kurzen Blick auf die Definition des psychologischen Gegenwartsbegriffs, wie ihn Daniel Stern anhand des Gegenwartsmoments beschrieben hat, und achten dabei auf Parallelen zu der Beschreibung des musikalisch komponierten Raumes. Stern zeigt die Wahrnehmung von Gegenwartsmomenten als einen Vorgang, der spürbar werde als eine »subjektive psychische Prozesseinheit, deren man sich bewusst ist« (Stern, 2005, S. 43) mittels des Eindrucks, es vollziehe sich ein kurzes »gelebtes emotionales Drama, dessen Exposition wie eine verklingende musikalische Phrase eine zeitliche Gestalt hinterlässt« (ebd., S. 23). Es werde dadurch »Zeit ins Erleben« zurückgebracht, und zwar in Form einer »subjektive[n] Zeit« (ebd.), die im Sinne eines Selbstgefühls den Eindruck von Dauer mit dem Gewahrsein eines »singulären, subjektiven Jetzt« (ebd., S. 44) verbindet. Diese besondere Qualität von Gegenwartserfahrung führt Stern auf eine polyphone oder »polytemporal[e]« (ebd., S. 43) Vielschichtigkeit zurück, die er in Anlehnung an Edmund Husserl durch Unterteilung des Gegenwartsmoments in drei Teile verdeutlicht: Erstens der »Jetzt-Punkt« oder »Gegenwartsaugenblick« (ebd., S. 45); zweitens der »vergangen[e] Gegenwartsmoment« (ebd.), der, von Husserl als »Retention« bezeichnet, »als unmittelbare Vergangenheit … im Jetzt weiterhin nachklingt« (ebd.); drittens der »künftig[e] Gegenwartsmoment«, von Husserl als »Protention«, von Stern als »unmittelbare Zukunft« (ebd., S. 45f.) bezeichnet, die antizipiert wird und »in der impliziert ist, was während der vergangenen Gegenwartsmomente und im aktuellen Gegenwartsmoment geschehen ist bzw. geschieht« (ebd., S. 46). Stern betont, dass alle Bestandteile des Gegenwartsmoments »subjektiv eine einheitliche, kohärente, globale und in einem subjektiven Jetzt wahrgenommene Erfahrung bilden« (edb.). Eingebettet in größere zeitliche Verläufe, besteht nach Stern zwischen einzelnen Gegenwartsmomenten »eine gewisse Diskontinuität«:

Im Aufeinanderfolgen bewegen sie sich »nicht stetig und gleichmäßig […]. Der Ablauf ist nur in den seltensten Fällen linear« (Stern, 2012, S. 34).

Ähnlich verhält es sich in musikalischer Zeitorganisation und -erfahrung. Sie erscheint ebenfalls durch Interaktionen von unterschiedlichen Zeitschichten und der Zeit von linearer und nicht-linearer Zeitform zusammengesetzt. Sie konstituiert sich in der linearen Zeitgestaltung durch das Phänomen der Implikation, durch das gegenwärtige Klangereignisse oder »Jetzt-Punkt«-Ereignisse als Konsequenz früherer Klangereignisse erscheinen und basierend darauf zukünftige Klangereignisse implizieren (vgl. Utz, 2016, S. 613), als »unmittelbare Zukunft« antizipieren. Der musikalische Verlauf stellt sich dann als ein zeitliches Kontinuum dar, das Gegenwärtiges durch ein Verbinden von Vergangenem und Zukünftigen als prozessuales Fließen spürbar macht. Nicht-lineare Zeitorganisation und -erfahrung wird dagegen eher begreifbar durch eine stärker verräumlichte »Konstellation von Elementen« (ebd., S. 612). Der Verlauf der Musik im Prozess des Hörens stellt sich dann nicht mehr als lineares Nachvollziehen einer Ereigniskette vor, sondern im Gegenteil können Kausalverhältnisse der linearen Zeitauffassung aufgehoben und umgekehrt werden: »[D]as Frühere kann sich als Ergebnis eines Gegenwärtigen und umgekehrt das Spätere als Vorbedingung eines Früheren entpuppen« (Borio, 2000, S. 326).

Grundsätzlich greifen in musikalischen Prozessen beide Prinzipien ineinander und schaffen im musikalischen Raum einen Bezug zueinander, der in musikalische Zeitorganisation, ähnlich wie die dreiteilige Gestalt des Gegenwartsmoments, sowohl eine übergangsartig synthetisierende Zeiterfahrung aus »Echtzeitwahrnehmung, Erinnerung und Erwartung« (Utz, 2016, S. 613) als auch zeitlich diskontinuierliche, nicht-lineare und räumliche Vorstellungen einschließt. In dieser Mehrdimensionalität der Raum-Zeit-Erfahrung befindet sich der Schlüssel zur psychologischen Wahrnehmung von Rhythmus, Klangtextur und melodischer Linie als morphologisch verfasste Gestalt und darin ist auch ihre Wirkung als eine polytemporal »quasi räumliche ›Verbreiterung‹ des Jetztmoments« (ebd.) begründet. Werfen wir nun einen dritten, abschließenden Blick auf musikalische Mittel und Verfahrensweisen anhand eines Beispiels. Wir sehen hier von Arvo Pärt aus »Sarah was ninety years old«, aus dem Jahr 1977 und überarbeitet 1990, einen Ausschnitt für Gesang ohne konkreten Text; eine Vokalise für zwei Stimmen mit immer gleichen Phrasenlängen, auf die eine Pause folgt, acht Mal wiederholt. Jede Phrase besteht aus einer zwölfteiligen Tonfolge, die in jeder einzelnen Stimme auf einem achtteiligen Tonfolgenzyklus mit jeweils fünf verschiedenen Tonhöhen basiert und am Ende jedes Abschnitts mit langer Dauer ausklingt. Die melodische Gestalt, die dadurch geformt wird, verändert sich pro Phrase, behält aber die gleiche rhythmische Struktur bei und erscheint wellenförmig auf- und absteigend. Das

Intervallverhältnis beider Stimmen bewegt sich in Quinte oder Terzen (Intervallprogression: 5, 3, 3, 3, 5), besteht also ausschließlich aus perfekten und imperfekten Konsonanzen, transportiert einen mollaren Charakter und modalen Duktus.

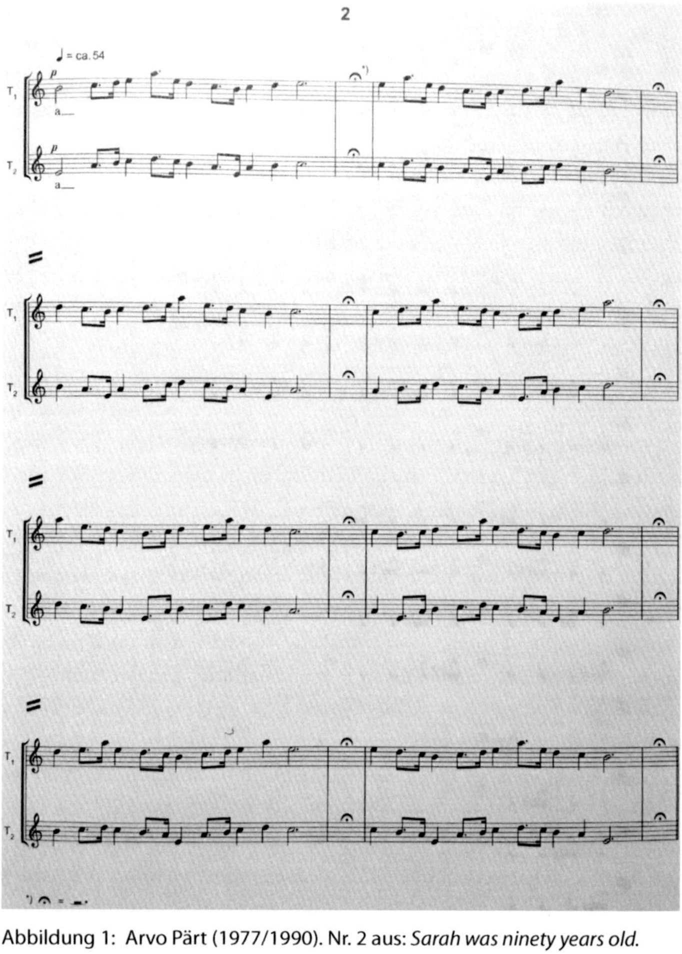

Abbildung 1: Arvo Pärt (1977/1990). Nr. 2 aus: *Sarah was ninety years old. UE 30 300.* Wien: Universal Edition

Als Kompositionsgrundlage verwendet Pärt ein kurzes rhythmisches Modell und formt melodische Abschnitte, die er anhand des Prinzips der isorhythmischen Motette zueinander als gleichbleibende Rhythmik (talea) bei wechselnder Melodik (color) anordnet. Dies ist eine in der Musik der Ars Nova (14. Jahrhundert, Philippe de Vitry, Guilaume de Machaut) entstandene Technik der Trennung von Tonhöhen (= color, »Farbe«) und Tondauern plus Pausen (= talea, »Abschnitt«) in einer Stimme.

Der fixierte Zyklus der achtteiligen Tonfolge (Pitch) wird mit einem zwölfteiligen rhythmischen Muster (Duration) (a) kombiniert und vermittelt im Hören den Eindruck, als könne die Musik ewig weitergehen. Pärt kreiert eine sich selbst vervollständigende Form, die nach drei Abfolgen des Tonfolgenzyklus und zwei Abfolgen des rhythmischen Musters vollendet sein müsste (b).

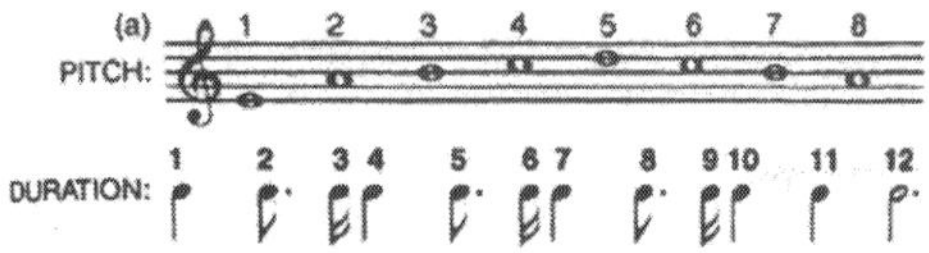

Abbildung 2: *Sarah was ninety years old*: Achtteilige Tonfolge (Pitch) und zwölfteiliges rhythmisches Muster (Duration) (Shanton, 2012, S. 118)

(b)

PITCH:	1	2	3	4	5	6	7	8	1	2	3	4	5	6	7	8	1	2	3	4	5	6	7	8
DURATION:	1	2	3	4	5	6	7	8	9	10	11	12	1	2	3	4	5	6	7	8	9	10	11	12

Abbildung 3: Kombination von dreifacher Tonfolge (achtteilig) und zweifachem rhythmischen Muster (zwölfteilig) (Shanton, 2012, S. 118)

Allerdings bewirkt der Komponist mit minimalem Material eine größere Vielfalt, expandiert die Form auf insgesamt acht Phrasen, indem er den letzten Phrasenton (der jeweils zwölfteiligen Phrase) zu Beginn der nächsten Phrase wiederholt (c). Die achte Phrase erscheint schließlich als melodischer Krebs der ersten Phrase (siehe Abb. 1).

(c)

PITCH:	1	2	3	4	5	6	7	8	1	2	3	4	4	5	6	7	8	1	2	3	4	5	6	7
DURATION:	1	2	3	4	5	6	7	8	9	10	11	12	1	2	3	4	5	6	7	8	9	10	11	12
	7	8	1	2	3	4	5	6	7	8	1	2	2	3	4	5	6	7	8	1	2	3	4	5
	1	2	3	4	5	6	7	8	9	10	11	12	1	2	3	4	5	6	7	8	9	10	11	12
	5	6	7	8	1	2	3	4	5	6	7	8	8	1	2	3	4	5	6	7	8	1	2	3
	1	2	3	4	5	6	7	8	9	10	11	12	1	2	3	4	5	6	7	8	9	10	11	12
	3	4	5	6	7	8	1	2	3	4	5	6	6	7	8	1	2	3	4	5	6	7	8	1
	1	2	3	4	5	6	7	8	9	10	11	12	1	2	3	4	5	6	7	8	9	10	11	12

Abbildung 4 (Shanton, 2012, S. 118)

Sehen wir uns den Eindruck von Zeit etwas genauer an. Zeit wird hier zyklisch wiederkehrend gedacht, rhythmisches und melodisches Muster erzeugen Analogiebildung im Sinne von ontologischer Zeit und regelmäßige Unterteilung im Sinne von pulsierender Zeit. Mithilfe des reduzierten und repetierten Materials wird ein Prozess entfaltet, der sowohl Form als auch Inhalt ist, und dadurch im Sinne von Prozessmusik einen musikalischen Verlauf generiert, der zeitlich entgrenzt wirkt. Die selbsterfüllende Form dient als unvermeidlich endliche Form zur Erzeugung eines Gefühls der Unendlichkeit (vgl. May, 2017).

Der Ausdruckscharakter dieser Vokalise ist geprägt von der Art der Ästhetik der »Neuen Einfachheit«, die auf der Ebene des Musikalischen mit »Einfachheit der Beziehungen« formale Klarheit, mit »Einfachheit der Mittel« materielle Deutlichkeit herstellt und in Verbindung mit einer »Einfachheit der Emotionen« (Wolfgang Rihm, zit. n. Kautny, 2002, S. 148) inhaltliche Komplexität ermöglicht. Zusätzlich werden hier in Reduktion, Wiederholung und Tonalität ästhetische Mittel und Verfahrensweisen der »Minimal Music«, des Minimalismus erkennbar. Pärt kombiniert dies mit Melodiemustern und -formeln, die mit archaisierendem modalem Duktus in einer Art mimetischem Gestus die Idee von etwas Bewahrendem, Konservierendem transportieren sowie mittels des Kompositionsprinzips der isorhythmischen Motette eine historisch durchlässige Revitalisierung bzw. Neuschöpfung ermöglichen. Der Komponist erleichtert dadurch übrigens eine Verknüpfung des außermusikalischen spirituellen/religiösen Aspekts aus dem Titel des Werks mit dem Klangeindruck. Zusätzlich kreiert er eine meditative Hörerfahrung, die zwei Seiten beinhaltet: Einerseits öffnet Pärt durch die Formkonstruktion den assoziativen Raum für eine metaphysische Perspektive im Sinne eines Gefühls der Unendlichkeit und verstärkt diesen »überzeitlichen« Eindruck durch den historisierenden sakralen Tonfall der Musik, der nicht mit der Idee des Fortschrittsdenkens der Moderne und Postmoderne identifiziert werden kann. Andererseits scheint aus der Hörerfahrung als einem Zusammenspiel von Stille und Klang eine poststrukturalistische Haltung hervor, die zwischen Markiertem und Nicht-Markiertem ihr Bedeutungsfeld anlegt (vgl. Barthes, 1985, S. 248), den musikalisch kompositorischen Raum in der Interaktion zwischen Ton und Pause entfaltet und dadurch eine eigene Wirklichkeit herausbildet.

Polytemporalität befindet sich in dieser Musik als mehrfache zeitliche Dimensionen also nicht innerhalb des hörbar Klingenden, sondern die musikalische Realisation von Zeitgestaltung und -schichtung wird mithilfe der sukzessiv vermittelten Simultanität von Pause und Ton, von Nicht-Klang und Klang, von innerlich nach- oder vorausklingender und äußerlich hörbarer Bewegung regelmäßig und vorhersehbar, aber mit Abwechslung (Varietas-Prinzip) organisiert; jede Phrase kann im Übergangsstadium der Pause weiterbewegt werden, rückblickend oder antizipierend. Dieser Akt des Hörens als psychologischer Akt vermittelt nicht nur dem Klang und Nicht-Klang, sondern auch ihrem Zusammenhang seine Bedeutung: Durch den Unterschied zwischen beiden können wir als Zuhörende etwas in uns beobachten, das auf Repräsentationen von nicht ausgesprochenen und unbewussten Empfindungen hinweist und in der Differenz bedeutungsvoll erscheint (vgl. Choi, 2023, S. 45ff.). In diesem Beziehungsraum zwischen musikalischer Struktur und Psyche entsteht gleichsam die Musik (vgl. Tüpker, 2002, S. 75ff.).

Im Gesamten wird durch die musikalische Ausdrucksgestalt dieser Musik anhand der repetitiv zyklischen Form zum momenthaften Eintauchen in die Synthese von »Echtzeitwahnehmung, Erinnerung und Erwartung« (Utz, 2016, S. 613) angeregt und im größeren Verlauf in der Wiederholung die »Verbreiterung« des Gegenwartsmoments etabliert. Die Musik präsentiert dadurch eine musikalische Interaktionserfahrung, die, ähnlich der von Daniel Stern beschriebenen RIGs, in einem Schema angelegt, durch Wiederholung verinnerlicht wird und für die Dauer des Musikstücks generalisiert erscheint. Dadurch wird der Eindruck einer musikalischen Zeiterfahrung erzeugt, der auf Ebene des musikalisch komponierten Raums durch die selbst erfüllende Formkonstruktion implikativ, durch das Strukturierungselement der Pause aber auch verräumlichend wirkt. Gleichzeitig kollidiert diese musikalische Raumgestalt mit einem psychologischen Raum, der durch die Differenz von Klang und Nicht-Klang ein Bedeutungsfeld schafft, das, im Zusammenspiel von Bewegung und Ruhe in Form rhythmischer Phrasenstruktur und wellenartigem Melodieverlauf einerseits und Pause andererseits, das grundlegende Prinzip von Zeiterfahrung verkörpert. Raum-zeitliche Erfahrung wird hier also eindrücklich und plakativ inszeniert, indem der musikalische Prozess ästhetisches Fühlen durch »gegenwartsmomentartiges« Erleben exemplifiziert. Vorübergehend kann darin eine Illusion von Transzendenz geschaffen werden. Bei eingehender Betrachtung offenbart sich allerdings nur eine schlichte Darstellung des »Raums des Spekulativen« (vgl. Linnen, 2024), wie er kennzeichnend ist für das Aufeinandertreffen von musikalisch komponiertem und psychologischem Raum: Entwickelte sowie latente und nicht entwickelte musikalische und psychologische Gestaltbildungen und Figurationen treffen »im Abgleich von Bekanntem, verbunden mit Entwicklungsversprechen des Unbekannten mit Hilfe des ästhetischen Fühlens im Raum des Spekulativen« (Linnen, 2024, S. 418) aufeinander und begründen mittels Wiederholung und Expansion innerlich erlebbarer Gegenwartsmomente die Wirkung dieser Komposition und darin das – trotz auffälliger Inszenierung – im Wesentlichen doch auch geheimnisvoll und anziehend wirkende Entstehen von innerlich erlebter Zeit.

Literatur

Barthes, R. (1985). Listening. In R. Barthes, *The Responsibilitiy of Forms. Critical Essays on Music, Art and Represantation* (S. 245–260). Hill and Wang.

Bergson, H. (1920). *Zeit und Freiheit.* Westkulturverlag Anton Hain.

Borio, G. (2000). Kompositorische Zeitgestaltung und Erfahrung der Zeit durch Musik. Von Strawinskys rhythmischen Zellen bis zur seriellen Musik. In R. Klein, E. Kiem & W. Ette (Hrsg.), *Musik in der Zeit, Zeit in der Musik* (S. 313–332). Velbrück Wissenschaft.

Boulez, P. (1963). *Musikdenken heute 1. Darmstädter Beiträge zur Neuen Musik V* (Hrsg. v. E. Thomas). Schott.

Boulez, P. (1985). *Musikdenken heute 2. Darmstädter Beiträge zur neuen Musik VI.* Schott.

Choi, M. (2023). My Voice is My Absent Body. In M. Scharfetter & T. Wozoning (Hrsg.), *Körper(-lichkeit) in der Musik des 20. und 21. Jahrhunderts* (S. 43–58). transcript.

Doflein, E. (1924/25). Gestalt und Stil in der Musik. Dissertation 1924 (Univ. Breslau). *In: Musikästhetische Schriften nach Kant, Bd. 3. (Hrsg. v. H. Oberer, 1987).* Gudrun Schröder Verlag.

Eggebrecht, H.H. (2001). *Musik als Zeit* (Taschenbücher zur Musikwissenschaft 142, Hrsg. v. R. Schaal). Verlag der Heinrichshofen-Bücher.

Lachenmann, H. (1996/2015). Klangtypen der Neuen Musik. In J. Häusler (Hrsg.), Musik als existentielle Erfahrung (S. 1–20). Breitkopf & Härtel.

Kautny, O. (2002). *Arvo Pärt zwischen Ost und West. Rezeptionsgeschichte.* Metzler.

Linnen, G. (2024). *Wer ich bin, ist nicht vorhersehbar. Individuelle musikalische Stilbildung und persönliche Klangsprache* (Promotion 2023). https://doi.org/10.17879/76948611509

May, C.J. (2017). Sonic Embodiment. Sarah Was Ninety Years Old. In L. Dolp (Hrsg.), *Arvo Pärt's white light. Media, Cultre, Politics* (S. 179–211). Cambridge University Press.

Motte-Haber, H. de la (1996). Zeitschichten. Berlioz – Debussy – Strawsinky – Messiaen. In D. de la Motte (Hrsg.), *Zeit in der Musik in der Zeit* (S. 35–47). Peter Lang.

Pärt, A. (1977/1990). *Sahrah was ninety years old. Ue 30 300.* Universal Edition.

Shanton, A. (2012). *Cambridge Companion To Arvo Pärt.* Cambridge University Press. Online einsehbar unter: https://archive.org/details/CambridgeCompanionsToMusicAndrewShentoned.TheCambridgeCompanionToArvoPrtCambridgeUniversityPress2012/page/n117/mode/2up (Zugriff: 18.08.2024).

Stern, D.N. (2005). *Der Gegenwartsmoment. Veränderungsprozesse in Psychoanalyse, Psychotherapie und Alltag.* Brandes & Apsel.

Stern, D.N. (2012). *Veränderungsprozesse. Ein integratives Paradigma.* Brandes & Apsel.

Stockhausen, K. (1955). Struktur und Erlebniszeit. In H. Eimert, *Die Reihe 2. Anton Webern* (S. 69–79). Universal-Edition.

Stockhausen, K. (1957). … wie die Zeit vergeht …. In H. Eimert (1958), *Die Reihe 3. Musikalisches Handwerk* (S. 13–43). Universal-Edition.

Strawinsky, I. (1939/1983). Musikalische Poetik. In I. Strawinsky, *Schriften und Gespräche I* (S. 173–256). Wissenschaftliche Buchgesellschaft Darmstadt.

Tüpker, R. (2002). Wo ist die Musik, wenn wir sie nicht hören. In B. Oberhoff (Hrsg.), *Das Unbewusste in der Musik* (S. 75–102). Psychosozial-Verlag.

Utz, C. (2016). Zeit. In J.P. Hiekel & C. Utz (2016). *Lexikon Neue Musik* (S. 610–620). Bärenreiter.

Musical time organisation and internally experienced time

Abstract: Musical organisation of time is produced in many different ways. It moves within a space-time continuum, which is embedded in the history of works and music, and which is shaped by the formation of sound and also by subjective experience. Based on significant changes in the concept of music in the 20th century, concepts of time theory of various composers are shown as well as compositional strategies with which time can be realised musically in a cyclical, linear and spatial way. These are set in relation to psychological processes. The experience of moments, through which musical progressions can be experienced as significantly structured and charged with meaning, is discussed as central to this. Finally, a musical example is used to exemplify the process of internally experienced time.

Keywords: musical organisation of time, present moment, experience-time, self-time, polytemporality

Die Autorin

Gisela Linnen studierte Musiktheorie, Musiktherapie, außerdem Klavier und Pädagogik an der Universität der Künste Berlin; an der Universität Münster folgte eine Promotion im Fach Musiktherapie (Dr. phil.). Von 2022 bis 2023 war sie wissenschaftliche Mitarbeiterin an der Universität Carl v. Ossietzky in Oldenburg. Seit April 2024 ist sie Gastprofessorin für Musiktheorie an der UdK Berlin, außerdem seit 2023 Gastdozentin für Musiktherapieforschung im Master of Arts Therapies an der Codarts hoogeschool voor de kunsten in Rotterdam und zusätzlich tätig als klinische Musiktherapeutin in der ambulanten psychiatrischen und palliativen Versorgung in Berlin und Nürnberg. Ihre Forschungsschwerpunkte sind aktuell psychologische Prozesse und psychohistorische Effekte in individuellen musikalischen Stilbildungen. Neben ihren Tätigkeiten als Professorin und Musiktherapeutin performt sie gelegentlich mit Stimme und Klavier mit eigenen Kompositionen.

E-Mail: gisa.linnen@gmx.net

Timing in der frühen *musikalischen Kommunikation* zwischen Säugling und Bezugspersonen

Eine Klaviatur der affektiven Beziehungsgestaltung

Katrin Stumptner

Jahrbuch für Psychoanalyse und Musik • Band 6 (2025), 87–101
https://doi.org/10.30820/9783837934113-87
www.psychosozial-verlag.de/pum

Zusammenfassung: Wie öffnet sich ein »potenzieller Raum« (Winnicott), ein Spielraum für Beziehung in der frühen Kindheit? Wie entwickeln sich die inneren Kompositionen (Repräsentanzen) von einem Ich im Wir? Welche »Kompetenzen« (Dornes) bringt der Säugling mit? Worauf ist er angewiesen, um ein wohl temperiertes Selbstempfinden (Stern, Fonagy usw.) im globalen Welterleben des Wir (Matrix nach Foulkes) zu entwickeln und zwischen Ich und Du (symbolische Kommunikation) ausdifferenzieren zu können? Welche (intuitiven) elterlichen Kompetenzen tragen zu dieser Differenzierungsfähigkeit (Reflexivität) bei? Ein körperlich-rhythmisch-melodisch-feinsinnig-reflexiv musikalischer Abstimmungsprozess.

Schlüsselwörter: Potenzieller Spielraum, Komposition innerer Repräsentationen, Kompetenzen des Säuglings, die Matrix (nach Foulkes), Kompetenzen der Eltern, Klaviatur der affektiven Beziehungsgestaltung

Das Timing der Interaktionen zwischen Neugeborenem/Säugling/Kleinkind[1] Mutter/Vater[2] erinnert in seinen Feinabstimmungsprozessen auf allen Sinnesebenen an Tänzer und Musiker in einer freien Improvisation. Sie hören, sehen, fühlen und denken mit ihrem ganzen Körper, ihrer sensitiven Aufmerksamkeit. Eine hohe Konzentration von Intersubjektivität.

---

1 Im folgenden Text steht »Säugling« für Neugeborene/Säugling/Kleinkind.

2 Im folgenden Text steht »Bezugspersonen« für Mutter/Vater/bedeutungsvolle Bezugspersonen in den ersten drei bis vier Jahren des Säuglings.

Was passiert, wenn ein gesundes Neugeborenes und ein in sich sicher wohltemperierter[3], liebevoller Vater sich begegnen?

Beispiel (Film YouTube 1): Der Vater hält das Neugeborene in einem angemessenen Abstand zu seinem Gesicht in den Händen. Er sieht es an und spricht behutsam zu ihm. Er macht ganz langsame, große, nachvollziehbare Bewegungen mit dem Mund und der Zunge. Das Neugeborene selbst hat noch kein Bewusstsein seines eigenen Gesichts. Es ist atmosphärisch umhüllt vom Vater, seiner angemessenen Abstimmung zwischen Bewegung und stimmlicher Zuwendung. Das Neugeborene beginnt seine Bewegungen zu imitieren und reagiert mit zarten Lauten. Beide sind ganzkörperlich sensibilisiert und aufeinander abgestimmt. Das System der Spiegelneuronen mobilisiert beim Säugling eine Nachahmungsreaktion. Vater und Kind sind im Kontakt. Sie fühlen sich gegenseitig angesprochen und angeregt. Sie interagieren körperlich-mimisch-stimmlich miteinander. Eine perfekte Mimikry.[4]

Das Neugeborene lernt in den ersten drei Lebensmonaten mithilfe feinsinniger Abstimmungen seiner Eltern, sich körperlich-physiologisch selbstwirksam zu regulieren.

Eine Imagination: »Eltern wiegen ihr Kind in den Armen und summen dazu spontan eine kleine Melodie; sie antworten auf die Äußerungen und mimischen Reaktionen des Kindes, indem sie mit ihm sprechen: sie plappern, brabbeln, piepsen, brummen, lachen und reden Nonsens mit ihm; sie übertreiben dabei in ihrer melodiös-rhythmischen Sprachform (Ammensprache) und führen die Impulse des Kindes weiter aus. Sie motivieren das Kind, Wiederholungen zu machen und freuen sich, wenn es sie imitiert. Sie klatschen in die Hände in Verbindung mit einem stimmlichen Ausruf von Freude. Eltern und Kind amüsieren sich, sie lachen ... sie beruhigen das Kind mit Liedern und gehen im Wiegeschritt mit ihm auf dem Arm hin und her. Sie sprechen in heller, melodiöser Tonlage und in einer langsamen, einfach-rhythmisierten Sprache. Die Eltern stimmen sich in ih-

---

3 Das Verb *temperieren* kommt von lat. *temperare*, was so viel wie »richtig bemessen« bedeutet.

4 Als Mimikry bezeichnet man in der Psychologie das Phänomen, dass Menschen andere Menschen unbewusst und automatisch nachahmen. Es gibt eine verbale, emotionale und verhaltensbezogene Mimikry sowie eine Mimikry von Gesichtsausdrücken. Sie dient vor allem dazu, sozial angemessenes Verhalten zu ermöglichen (Empathie, prosoziales Verhalten etc.).

rer intuitiven Wahrnehmung mit der momentanen Gefühlslage des Kindes ab. Sie erleben Freude miteinander in gemeinsamer Zeit.« (Stumptner & Thomsen, 2005)

Das Kind ist in der sozialen Matrix (Stern, 2011) mit der Regelung seiner Körperrhythmen beschäftigt und lernt mithilfe seiner sozialen Umgebung Biorhythmen wie die Schlaf-Wach-Rhythmen, Stillrhythmen, Körperanspannung und -entspannung immer besser selbst zu regulieren. Sein Selbstempfinden taucht zunehmend deutlicher auf. Für alle Beteiligten ein beginnendes und sich ständig wiederholendes Wechselspiel zwischen Anpassen, Verpassen und Wiederherstellen von Dysregulation zu Regulation, von Stress zu Beruhigung. Foulkes (1992) bezieht den Begriff der Matrix auf das hypothetische Gewebe von Kommunikation und Beziehungen in einer gegebenen Gruppe (in diesem Zusammenhang, die Familie). Sie ist die Basis, die letzten Endes Sinn und Bedeutung aller Ereignisse bestimmt und auf die alle Kommunikation, ob verbal oder nonverbal, zurückgeht. Die Nachahmung ist ein besonderer kommunikativer Kanal für frühes menschliches Lernen. Es verbindet den Säugling mit seinen Bezugspersonen, die als Vermittler atmosphärischer und kultureller Informationen dienen. Nach Meltzoff und Marshall (2018) dient die gegenseitige Nachahmung zwischen Säugling und Bezugsperson als sozialer Überlebenskreislauf mit evolutionären Wurzeln und soziokulturellen Konsequenzen. Säuglinge haben ein angeborenes Motivationssystem, das entsprechend der angemessenen intuitiven Kompetenzen der Bezugspersonen gedeiht. Stumptner (2022) formuliert, dass Familien, vor allem in ihrer Gründungsphase fragile Gebilde sind. Eltern-Werden setzt lang zurückliegende Erinnerungen an die eigene Kindheit frei und »mahnt gleichsam unbefriedigte Bedürfnisse und ungelöste Konflikte« (Schon, 1995, S. 111) mit eigenen elterlichen Bezugspersonen immer wieder an. In Auseinandersetzungen mit den eigenen Kindern werden häufig unbewusste, ungelöste Konflikte aus der eigenen Kindheit ungewollt verhandelt. Kinder bringen die Bezugspersonen »an ihre Grenzen, die jetzt nach Erweiterung verlangen« (Martens, 1989, S. 30), und gleichzeitig ermöglichen sie Eltern, sich selbst erweitert zu reflektieren und sich darüber in ihrer jeweiligen Elternrolle und als Paar zu stabilisieren. Innere Beziehungsrepräsentanzen beginnen sich im reziproken und wiederholenden Austausch zu bilden und zu modulieren. Im besten Falle entwickeln sich in diesen frühen Spiegelungs- und Resonanzprozessen der ersten drei bis vier Lebensjahre des Kindes lustvoll empfundene, rhythmisch nachvollziehbare Beziehungsabläufe und -strukturen auf der körperlich-psychischen Ebene. Ein sicheres Erleben von Geborgenheit, Anregung und Liebe im Hier und Jetzt. Der Aufbau des Urvertrauens: »Daß ich erkenne, was die Welt im Innersten zusammenhält« (Goethe, 1808, S. 34).

Winnicott (2006) lokalisiert diese intimen Abstimmungsprozesse von sich herausbildenden inneren Erfahrungsspuren in Bezug zu der äußeren resonierenden Umgebung in einem gemeinsam geteilten Übergangsraum, einem intermediären, sogenannten potenziellen Spielraum. Säuglinge/Kleinkinder nutzen viele Kanäle, um sich auszutauschen und mitzuteilen: mit Blicken, dem Mund, über peripheres Sehen, der Stimme, dem ganzen Körper. Sie sind neugierig und suchen Kontakt zu sich und dem/den Anderen. Sie reagieren auf jedes Geräusch, sind empfänglich für nachvollziehbare Rhythmen und Klänge. Im *Spielen* wird ein Urbedürfnis befriedigt, sich richtig zu fühlen im Hier und Jetzt. In diesem kontinuierlichen Selbstfindungs- und Autonomieprozess zwischen Säugling/Kleinkind und den bedeutungsvollen Anderen, den Bezugspersonen, speichern sich die wiederholenden, vital affektiv abgestimmten Erfahrungsmuster der sozialen Umgebung als »prozedurales Wissen« (Beebe et al., 2002) im prozeduralen Gedächtnis.

In den ersten Lebensjahren (0 bis etwa 4 Jahre) spielt ein kontinuierliches Timing in der affektiven Beziehungsgestaltung zum Aufbau einer ausreichend sicheren Bindung (Bowlby, Ainsworth) eine bedeutende Rolle. Ein sich wiederholendes, intuitiv, feinfühlig, affektiv abgestimmtes Einstellen der Eltern auf die Bedürfnisebene und die Aufnahmebereitschaft und -toleranz des Säuglings/Kleinkindes. Die Öffnung dieses potenziellen Spiel-Beziehungs-Raumes, angepasst an das Temperament, die Eigenheiten und den Entwicklungsstand des Kindes, ist eine Kunst der frühen Kommunikation von modulierten Nähe-Distanz-Erfahrungen. Das fortwährende Wiederherstellen eines affektiven Gleichgewichtes führt zum Erleben von »gemeinsamer Zeit« (Schumacher & Calvet, 2007), zu Momenten von Synchronizität (Stern et al., 2002). Momente gemeinsamer Zeit entstehen in der Koordination interpersoneller Übereinstimmungen in rhythmischer Abstimmung. Jaffe et al. (2001) wiesen nach, dass sich im ersten Lebensjahr zwischen Säuglingen und ihren Bezugspersonen rhythmische Koppelungen und aufeinander abgestimmte Koordination der Vokalisationsdialoge entwickeln, die sich in Beginn und Beendigung ihrer jeweiligen Resonanz präzise abstimmen. Der Rhythmus ist erlebbar in Zeitabläufen. Er wirkt ordnend, strukturierend und haltgebend und zeigt sich in Eigenschaften wie Wiederholbarkeit, Wechselhaftigkeit, Regelmäßigkeit. Die Phase des Suchens, *moving along* (Stern et al., 2002), nach Übereinstimmung, die Art und Weise der interpersonellen Koordination (Beebe et al., 2002) drückt dynamisch etwas über die intersubjektiven Kompetenzen der Bezugspersonen und des interaktiven Wahrnehmungs-Handlungs-Organisations-Niveaus aus.

Im Zwiegespräch zwischen Bezugspersonen und Säugling wird das rhythmisierte Verhalten des jeweils anderen im besten Fall einschätzbar, was sich in der zeitlichen Kontingenz ausdrückt, im Setzen von Akzenten und rhythmischen Mustern im Vokalisieren. Die Melodie der Vokalisation, der Klang der Stimme drücken Bewegungen auf der Gefühlsebene, wie Geduld – Ungeduld, Frage – Antwort und Stimmungen wie Ruhe, Liebe, Heiterkeit, Traurigkeit, Wut, Zorn, Verzweiflung aus. Die Modulationen und Veränderungen übersetzen das affektive Erleben in ein An- oder Abschwellen im gemeinsamen Jetzt. Vitale Kraft und Energie (das Wollen) zeigen sich in dynamischen Entsprechungen wie laut – schnell, langsam – leise oder in dynamisch spannungsvollen Gegensätzen wie schnell – leise, langsam – laut. Wichtige Elemente sind die Pausen zur Verarbeitung der Reizfülle in Phasen von Interaktionen, die Anpassung von Tempi und Lautstärke. Der Säugling signalisiert sein Bedürfnis nach Ruhe oder sein Bedürfnis nach Wiederholung der Interaktion. Die rhythmische Koordination der aktuellen Stimmungen liefert Aussagen über die interaktive Regulierung und unterstützt selbstwirksame Intentionen. Nach Benjamin (2006) beeinflussen diese wechselseitig koordinierten *sozialen Rhythmen* die entstehenden *psychischen Rhythmen* wie Lust – Unlust, Regression – Realitätszuwendung, Freude – Trauer. Das führt zu prozeduralen Wahrnehmungs-Handlungs-Erfahrungen und psychischen Organisationen. Nach Beebe et al. (2002) drückt sich die zwischenmenschliche Bezogenheit über die Form der interpersonell-rhythmischen Koordination aus. Das Gelingen hängt von der zeitlichen, inhaltlichen und affektiven Passung, dem Timing der elterlichen Resonanz ab. Der Säugling besitzt Kompetenzen, sich rhythmisch einzuschwingen sowie Zeit in Phrasen zu strukturieren. Er reagiert direkt auf Musik und musikalische Parameter. Trevarthen (1974, 1999/2000) »entdeckte eine primäre Intersubjektivität bei sehr kleinen Säuglingen, indem er die konsequente wechselseitige Koordination des Verhaltens von Säugling und Mutter beim freien Spiel beobachtete: das Timing ihrer Bewegungen, ihrer Mimik und ihre Antizipation der Intentionen des/der Anderen.« Er wies nach, dass wir Menschen die frühe Fähigkeit und Sensibilität haben, Zeit zu strukturieren, uns rhythmisch, intentional abzustimmen. Im rhythmisierten an- und abschwellenden dynamischen Verlauf gleicht dieser Begegnungsprozess einem Tanz, einer Melodie. »Die Affektabstimmung spiegelt die Versuche der Mutter [der Bezugspersonen, ergänzt K. S.] wider, das subjektive Erleben ihres Säuglings, nicht seine Aktivitäten, zu teilen« (Stern, 2011, S. 148). Nach Stern (2005) trägt das System der Spiegelneuronen wesentlich zur Erklärung neuronaler Vorgänge bei, die an Phänomenen wie der emotionalen Ansteckung und der Resonanz beteiligt sind. Zur Strukturierung und Bildung des Selbst in seiner Subjektivität spielt gerade in der frühen Interaktion zwischen Säugling/Kleinkind und seiner sozialen Umwelt das Timing im Sinne des Teilens innerer, abgestimmter Gefühlszustände in *gemeinsamer Zeit* eine bedeutende Rolle. Alles, was das Baby/Kleinkind ausdrückt und was ihm körperlich-affektiv widerfährt, bildet im Zusammenspiel mit seinen Bezugspersonen im Verlauf der ersten Lebensjahre eine gemeinsam entwickelte und geteilte Formsprache aus: ein »implizites Beziehungswissen« (Stern et al., 2002, S. 979), die *Grundtöne* unserer weiteren Beziehungsgestaltungen.

Beispiel (YouTube 2): Ein anschaulicher Film (1951) von James Robinson und John Bowlby zeigt eine Reaktionsbildung beim Kind auf eine zu lange Trennung von der vertrauten Umgebung und bisher als sicher erlebten Beziehung zur Mutter. Das profunde Wissen der Säuglingsforschung, der Spiegelneuronen und der *frühen Intersubjektivität* war in dieser Zeit wissenschaftlich noch nicht erforscht und anerkannt. Die sogenannte intersubjektive Wende in der Psychoanalyse begann Ende der 1980er, Anfang der 1990er Jahre. Die bis dahin vordergründige, wissenschaftlich-gesellschaftliche Meinung überging den *kompetenten Säugling (Dornes)/das kompetente Kleinkind* in seiner musikalischen Kommunikation und seinen notwendigen Bedürfnissen. Frühe und lange Trennungserfahrungen unterlagen der damaligen Vorstellung von Erziehung.

Der Film zeigt ein zwei jähriges Mädchen (ich nenne es hier Sophie) im Krankenhaus. Wegen einer Operation ist es dort stationär für acht Tage untergebracht. Die Mutter darf pro Tag ihre Tochter für 30 Minuten besuchen. Die Besuchszeiten sind streng geregelt. Das kleine Kind kann die Abwesenheit und die sich wiederholenden Trennungen von der Mutter nicht nachvollziehen. Das Personal im Krankenhaus wechselt regelmäßig. Es finden körperliche Untersuchungen und Eingriffe statt, ohne Anwesenheit einer vertrauten Bezugsperson. Die ersten zwei Tage erträgt das Kind tapfer den affektiv dysregulierten Zustand. Es hat eine Puppe als Übergangsobjekt bei sich im Bett und redet mit ihr. Sie fragt nach ihrer Mutter, die nicht da ist, um sie zu trösten. Ihre innere Stresstoleranzgrenze ist überschritten. Sie reagiert mit Wut und Verzweiflung. Dann verschließt sie diese zu lange andauernde, unerträgliche Angstanspannung in einem Zustand der Apathie. Sophie wirkt wie erholt, unauffällig und ruhig. Sie rebelliert nicht mehr. Wird leise.

Bowlby stellte diesen Film der Royal Society of Medicine in London vor, um seine Forschungsarbeiten zur Bindungstheorie zu demonstrieren. Damit löste er einen Skandal aus. Die gängige Meinung war, dass *Kuscheln* zu *anhänglichen* Kindern führt, was nicht in das gesellschaftliche Bild der damaligen Zeit passte.

Bowlbys Bindungstheorie wirkte so radikal, dass er beinahe aus der Britischen Psychoanalytischen Gesellschaft ausgeschlossen worden wäre. Heute gehört das Anschmiegen eines Säuglings an seine Bezugspersonen zu einem Indikator von Bindungssicherheit.

Sophie drückt in ihrem Verhalten einen psychischen Zusammenbruch aus. Sie regrediert. Die hohe Irritabilität des sich entwickelnden, selbstregulierenden, körperlich- psychischen Selbstempfindens ist auf ein vertrautes, kontinuierlich haltgebendes Gegenüber angewiesen. Sophies inneres Erschlaffen kann als eine affektive Unterwerfung, eine Form des psychischen Selbstaufgebens verstanden werden. Eine Lösungsstrategie, um den Verlust der affektiven Geborgenheit von Schutz und Nähe zu überleben. Es provoziert ein Abwenden vom Hier und Jetzt.

Bion (1962) konzeptualisierte im psychoanalytischen Verständnis diese Transformationsvorgänge in seinem *Containment-Modell.* Zur Entwicklung der Fähigkeit, das bereits Vorhandene zu denken – »to think the already existing thought« (ebd., S. 83) –, braucht es ein reflexives Gegenüber, welches die sogenannte »Alpha-Funktion gewährleistet. Die vertrauten Bezugspersonen nehmen in ihrer Alpha-Funktion die auf physiologischer Ebene ungefilterten Empfindungen des Säuglings/des Kleinkindes als sogenannte Beta-Elemente auf. Sie containen und transformieren sie durch ihre mentalisierenden Fähigkeiten in sogenannte Alpha-Elemente, indem sie auf den Säugling/das Kleinkind mit angemessener Spiegelung und Resonanz in dem gemeinsamen Such- und Sinnfindungsprozess der jeweiligen Situation reagieren. Das Kind erfährt über die Wiederherstellung *(repairing)* von körperlicher Beruhigung auf physiologischer Ebene ein Erleben davon, sich gehalten und sich sicher und geborgen zu fühlen. Es erfährt in seinen Entwicklungskompetenzen von Selbstwirksamkeit die elterliche Unterstützung. Die gleichzeitige, fein abgestimmte sprachliche Zuwendung *(Ammensprache, parenting)* der Bezugspersonen ermöglicht dem Säugling den Aufbau sinnhafter, rhythmisierter, nachvollziehbarer und einschätzbarer Strukturen auf symbolischer Ebene. Diese musikalisch wirkenden Zwiegespräche zwischen den Bezugspersonen und dem Kind umspielen situativ wiederholend, gemeinsame Themen von Beunruhigung (anschwellen) – Beruhigung (abschwellen) in Variationen. Das führt in der Entwicklung zu einer Erweiterung der Klaviatur affektiver Beziehungsgestaltung im Prozess der Sprachentwicklung (Symbolisierung). Im Vorsingen und dem gemeinsamen Singen von Kinderreimen und Situationsliedern werden feinfühlig in Rhythmus, Klang und Dynamik Sinnempfindungen hörbar, verstärkt, koordiniert und körperlich bewusst geteilt; es werden Affekte markiert, reguliert und moduliert. Diese musikalische Kommunikation birgt in sich eine sich entwickelnde Dramaturgie. Sie hat einen Anfang und ein Ende. In den Wiederholungen wird über kleine, flexible Variationen die Aufmerksamkeit angeregt. Handlungen und Inhalte verknüpfen sich transmodal. Es entwickeln sich kleine Dialoge über Stimme, Augen, Körper und Mimik. Ein in sich stimmiger und nachvollziehbarer Spiegel-Resonanzaustausch.

Sophie im Krankenhaus bewegt sich über einen zu langen Zeitraum affektiv auf einem zu hohen Stressniveau in tiefster Beunruhigung. Ihre erworbenen selbstregulativen Kompetenzen (mit der Puppe sprechen) werden überstrapaziert. Ihre bisher erworbenen Erfahrungen von Selbstwirksamkeit haben keine Wirkung (sie fragt nach Mama, die aber nicht kommt). Sophie erfährt keine rückversichernde, beruhigende Resonanz (Alpha-Elemente). Das körperlich-sinnlich überflutende Erleben von Angst (Beta-Elemente) verliert sich im Nichts. Sie findet kein vertrautes, reflexives Gegenüber (Alpha-Funktion), das mit ihr gemeinsam diese überwältigende Situation als erträglich markiert, durchsteht und in einen sinnvollen Zusammenhang übersetzt.

Alle persönlichen, kulturellen und aktuell gesellschaftlichen Ereignisse wirken auf das sich entwickelnde filigrane Beziehungsgeflecht zwischen Säugling/Kleinkind und Bezugspersonen. Der Säugling verhält sich in seinem sich bildenden Selbstempfinden wie ein Spiegelbild zu den resonierenden Signalen seiner unmittelbaren Umgebung. Junge Familien sind darin gefordert, im explorierenden Miteinander kulturelle, gesellschaftliche und transgenerationale polyrhythmische Einflüsse zu integrieren. Lange andauernde, ungelöste Konflikte führen zu unkoordiniertem Timing im affektiven Austausch und können beim Kind, nach Papoušek und Papoušek (1997), dissonante Gefühle von »Zurückweisung und Pessimismus« provozieren. Müller et al. (2022) weisen in ihren neuesten Forschungen nach, dass die Qualität der Interaktion zwischen Bezugspersonen und Kind eine zentrale Rolle bei der Entwicklung der kindlichen Bindungsqualität spielen.

»Die psychische Entwicklung des Kindes kann als eine – mit der körperlichen Reifung verwobene – Co-Kreation der beteiligten Personen [im transgenerationalen Verständnis; ergänzt K. S.] verstanden werden« (Scholz, 2023, S. 11). Wie in dem *Beispiel Sophie* sind an dieser Situation zwischen Mutter und Kind viele Menschen beteiligt, die in einem kulturellen Zeitgeschehen und institutionellem Kontext miteinander interagieren. Nach Hearst gibt es, unabhängig von der kulturellen Zugehörigkeit, für alle Menschen gemeinsame Wurzeln.

> »Das was gemeinsam ist, scheint mir, hat seine Wurzeln in der frühen Kindheit, […] die, so unterschiedlich auch deren soziale und kulturelle Ausprägung gewesen sein mögen, aus denselben Zutaten besteht (oder deren Mangel): Empathie, Vertrauen,

Kontinuität, Konstanz im ›holding‹ und einer nicht bedrängenden fördernden Umwelt. Dieses sind die grundsätzlichen basalen, nicht zu umgehenden und ganz universalen Bedürfnisse eines Kindes, unabhängig vom jeweiligen kulturellen Erbe. Die Art und Weise, wie sie [in der jeweiligen kulturellen Gemeinschaft; ergänzt K. S.] in der Kindheit gehandhabt wurden, beeinflusst den Kern der Individualität. Dieser Kern ist zugleich individuell und allgemein und deshalb erkennbar und teilbar von allen« (Hearst, 1998, S. 45).

Fallbeispiel

Ich gebe hier ein Beispiel aus einer Musik-Spieltherapiesitzung mit einem Jungen (2,5 Jahre) und seiner Mutter (Mitte 40 Jahre) wieder. Ich nenne den Jungen hier Enes und die Mutter Betül. Der Vater (Mitte 40 Jahre), ich nenne in hier Can, ist häufig auswärts arbeiten. Er ist mit der Therapie einverstanden und kommt mit zu den Gesprächen, wenn es ihm möglich ist. Sowohl die Geschichte der Mutter als auch die des Vaters ist geprägt von vielen Trennungen und kulturellen Spannungen. Die Mutter hat eine behinderte Tochter (17 Jahre) aus erster Ehe. Diese wohnt zu Hause und geht täglich in eine Werkstatt für Behinderte zur Arbeit. Die Eltern von Enes lernten sich etwa drei Jahren vor seiner Geburt kennen. Die Familie lebt bescheiden in einer kleinen Wohnung. Die Eltern haben beide keine feste Arbeit. Beide sind um ihren Sohn bemüht und engagieren sich für ihn. Enes ist ein Wunschkind und ihr Hoffnungsträger. Die Familie wird vom Kindergarten an eine Eltern-Familien-Beratungsstelle (EFB) verwiesen. Dort wird die Indikation für eine Eltern-Kind-Psychotherapie gestellt: dysregulierte Beziehungsstruktur in einem belasteten familiären Kontext. Die Eltern und Enes werden an unsere Praxis überwiesen.

Hintergrund: Der Junge gerät in der Kita immer wieder außer sich, beißt und kratzt andere Kinder. Gleichzeitig ist er ein freundlicher Junge, lacht und spielt gerne. Enes fühlt sich in der Kita wohl. Die Erzieherinnen mögen ihn und versuchen, ihn zu unterstützen. Die Eltern erleben zu Hause ähnliche Wutausbrüche mit Enes. Er reißt die Tapete von der Wand, kratzt seinen Vater am Kopf, schreit sofort, wenn er nicht bekommt was er möchte. Beide Eltern wirken hilflos-überfordert und müde. Nach einer Anamnese in Anlehnung an das *Adult Attachment Interview* (AAI) wird deutlich, dass beide Eltern transgenerational sehr belastet sind. Beide sind unsicher gebunden. Der Vater unsicher-vermeidend, die Mutter unsicher-ambivalent. Beide Eltern haben finanzielle wie emotionale Versorgungswünsche, die sie sich nicht erfüllen können, sodass sie sich gegenseitig immer wieder enttäuschen. Sie geraten im Zusammensein mit Enes an ihre Grenzen und verwickeln sich in sich affektiv-zuspitzende Konfliktsituationen. Enes drückt parentifiziert in seinem Verhalten die Bedürftigkeit nach emotionalem Halt, Sicherheit und Orientierung aus.

Setting: Einmal in der Woche eine Musik-Spieltherapiesitzung zu dritt, alle 14 Tage eine Sitzung mit den Eltern, meistens mit der Mutter. In dieser werden die Musik-Spieltherapiesitzungen reflektiert (Mentalisierung). Die Mutter führt zusätzlich ein Therapietagebuch, in dem sie nach den Musik-Spieltherapiesitzungen für sich notieren kann, wie sie sich in der Sitzung gefühlt hat, welche Gedanken und Vorstellungen sie bewegten; wie sie Enes sah und erlebte; welche Gefühle sie ihm gegenüber empfand; was die Interventionen der Therapeutin in ihr auslösten; welche Erinnerungen auftauchten; etc. Der Spieltherapieraum ist entsprechend dem Alter von Enes mit Spielsachen ausgestattet: Kissen, Decken, Autos, Puppen, Tiere, Bauklötze, Tücher, Bälle. Malutensilien und diverse große und kleine Musikinstrumente. Er wird für jede Sitzung gleich vorbereitet. Alle drei spielen miteinander auf dem Boden. Die Mutter und die Therapeutin begeben sich auf die kindliche Spielebene.

Die 10. Musik-Spieltherapiesitzung: Sowohl Enes als auch die Mutter kommen gerne. Sie haben beide eine positiv-stabile Übertragung zur Therapeutin aufbauen können. Die Sitzung beginnt in rasantem Tempo mit einem Kampf zwischen Mutter und Sohn. Enes ist wütend auf seine Mutter, weil sie ihm nicht ihre Handtasche geben möchte. Der Streit wird körperlich ausagiert, beide zerren an der Tasche. Enes versucht seine Mutter zu beißen, was ihm nicht gelingt. In der Gegenübertragung fühlt die Therapeutin eine Verlorenheit, als ob sie nicht existiere. Sie geht ans Klavier und spielt kraftvolle, dissonante Akkorde. Beide schauen erstaunt zur Therapeutin und lassen voneinander ab. Sie sagt: Puh, hier ist viel Wut zu spüren. *(Zur Strukturierung und Bildung des Selbst in seiner Subjektivität spielt gerade in der frühen Interaktion zwischen Kleinkind und seiner sozialen Umwelt das Timing im Sinne des Teilens innerer, abgestimmter Gefühlszustände eine bedeutende Rolle.)* Enes holt sich ein Instrument, ein Bandoneon. Er zeigt es stolz seiner Mutter. Sie nimmt es ihm sofort aus der Hand, sagt, dass er vorsichtig sein muss und übernimmt für ihn die Exploration der Handhabung dieses Instrumentes. Dann zieht sie Enes fest neben sich, gibt ihm das Bandoneon, legt ihren Arm um seine Schulter und führt seine Bewegungen am Instrument. Enes fühlt sich frustriert, er beschwert sich, steht auf, befreit sich aus der engen Umklammerung. *(Die zwischenmenschliche Bezogenheit drückt sich über die Form der interpersonell-rhythmischen Koordination aus. Das Gelingen hängt von der zeitlichen, inhaltlichen und affektiven Passung, dem Timing der elterlichen Resonanz ab.)* In der Gegenübertragung fühlt die Therapeutin erneut die Verlorenheit und eine Sinnlosigkeit. Jedes Kontaktangebot führt zwischen den beiden zu einem Zerwürfnis. Die Therapeutin setzt sich an eine Schlitztrommel und beginnt einen Rhythmus zu spielen, dazu singt sie leise das Lied *Wir sind die Musikanten und kommen aus …*

Sowohl Enes als auch Betül steigen sofort ein. Betül nimmt sich ebenfalls eine Schlitztrommel. Sie sucht nach einem Rhythmus, stolpert rhythmisch, spielt einhändig. Die Therapeutin nimmt ihr Spiel auf, übernimmt von ihr immer wieder Schläge, ohne den Grundrhythmus des Liedes zu verlieren. Sie bewegt sich mit Mutter und Sohn in einem körperlich-affektiven Abstimmungsprozess. Betül wird sicherer und beginnt mit beiden Händen, zwei Schlegeln, zu spielen. *(Koordination interpersoneller Übereinstimmung in rhythmischer Abstimmung: Der Rhythmus ist erlebbar in Zeitabläufen. Er wirkt ordnend, strukturierend und haltgebend und zeigt sich in Eigenschaften wie Wiederholbarkeit, Wechselhaftigkeit, Regelmäßigkeit. Die Phase des Suchens [moving along] nach Übereinstimmung, die Art und Weise der interpersonellen Koordination drückt dynamisch etwas über die intersubjektiven Kompetenzen der Bezugspersonen und des interaktiven Wahrnehmungs-Handlungs-Organisations-Niveaus aus.)* In der gleichen Zeit ist Enes an die Chaim gegangen, ein Instrument mit vielen kleinen Metallstangen, die wie ein Vorhang herabhängen und eine Vielfalt von Obertönen erzeugen, wenn man mit den Fingern daran entlanggleitet. Enes wirkt aufgeregt-freudig. Die Therapeutin spiegelt sein Spiel mit gesungenen Worten wie »das ist hoch und das ist tief …« im rhythmischen Zusammenhang der beiden Schlitztrommeln. Enes wiederholt die gesungenen Worte und taucht selbstwirksam und bewusster in sein Spiel ein. *(Die Modulationen und Veränderungen übersetzen das affektive Erleben im An- oder Abschwellen im gemeinsamen Jetzt. Vitale Kraft und Energie [das Wollen] zeigen sich in dynamischen Entsprechungen wie laut – schnell, langsam – leise oder in dynamisch spannungsvollen Gegensätzen wie schnell – leise, langsam – laut.)* Spürbar öffnet sich ein potenzieller Spielraum zwischen Mutter, Enes und der Therapeutin. Enes exploriert die Grenzen der Chaim mit Begeisterung. Die Therapeutin markiert singend-spiegelnd seine Handlungen. Gleichzeitig gibt sie der Mutter im gemeinsamen Rhythmus, den sie gefunden haben und zunehmend miteinander halten, Orientierung. *(Im Vorsingen und dem gemeinsamen Singen von Kinderreimen und Situationsliedern werden feinfühlig in Rhythmus, Klang und Dynamik Sinnempfindungen hörbar, verstärkt, koordiniert und körperlich bewusst geteilt. Es werden Affekte markiert, reguliert und moduliert. Diese musikalische Kommunikation birgt in sich eine sich entwickelnde Dramaturgie. Sie hat einen Anfang und ein Ende.)* Betül wird lockerer und freier im Spiel. Sie beginnt aufzuschauen, sich Enes zuzuwenden und die Begeisterung mit ihm zu teilen. Ihre Blicke treffen sich dreimal. Enes lacht seine Mutter an. Sie gibt eine anerkennende Resonanz mit ihrem Spiel auf der Schlitztrommel. *(Das fortwährende Wiederherstellen eines affektiven Gleichgewichtes führt zum Erleben von gemeinsamer Zeit, zu Momenten von Synchronizität.)* Das Spiel zu dritt schwillt an und erreicht einen Höhepunkt. Alle drei finden intuitiv einen gemeinsamen Abschluss. Es wirkt so, als ob sie miteinander den Mount Everest bestiegen hätten – sie haben es geschafft, sich nicht zu verlieren.

Diese Szene ist komplex in ihren Abstimmungsprozessen und aus unterschiedlichen Perspektiven zu verstehen, weshalb sie hier nicht umfassend zu diskutiert werden kann. In der Übertragung übernimmt die Therapeutin in dieser Phase des therapeutischen Prozesses eine haltende, väterliche Position für beide, Mutter und Sohn; sie markiert und übersetzt die Affekte. Sie unterlegt den dynamischen Prozess mit einer tragenden, rhythmischen Struktur. Die gemeinsame *triangulierende Erfahrung* in dieser Sitzung vor dem Hintergrund der fortwährend erlebten affektiven Erschütterungen war eine bedeutungsvolle Erfahrung und löste Hoffnung aus. Die Therapie wurde bis zum Schulbeginn von Enes fortgesetzt. Der Vater tauchte immer häufiger auf und ließ sich in den therapeutischen Prozess integrieren.

Die angemessene Resonanz auf kindliche Signale befördert die Entwicklung des Selbstempfindens, der Selbstwirksamkeit, und der Symbolisierungsfähigkeit. »Die entstehenden, gelebten emotionalen Erfahrungen« (Greenspan & Benderly, 2001, S. 46) zwischen Bezugspersonen und Säugling/Kleinkind sind grundlegend, um spürbare Affekte als eigene Gefühle zu empfinden und zu identifizieren. Aus der angemessenen affektiven Reaktionsbereitschaft der Eltern folgt die Erfahrung von »affektiver Kausalität« (ebd., S. 57) identifizierter Gefühle mit der Verknüpfung von eigenen Wünschen, Bedürfnissen und Absichten – und dem Erkennen von Bedürfnissen, Wünschen und Absichten der anderen. Folgerichtig formulieren sich in diesen vielfältig wiederholten, situativen Beziehungserfahrungen die ersten Worte. Die Autonomiebestrebungen nehmen in dem Maße zu, je sicherer sich Bezugspersonen und Säugling/Kleinkind verbunden fühlen. Die elterliche Position erfordert ein hohes Maß an mentalen Fähigkeiten. Die Differenzierung zwischen den eigenen regressiven Bedürfnissen und die Anerkennung des Säuglings/Kleinkindes als ein eigenständiges, kompetentes Wesen mit eigenen, notwendigen Bedürfnissen. Die intuitiven und reflexiven Kompetenzen der Bezugspersonen und deren Einbettung in ein stabilisierendes Beziehungsnetzwerk, modulieren unterstützend das oszillierende, affektiv-vital-dynamische Wechselspiel von Anpassen – Verpassen – Wiederherstellen in der Entwicklung eines Ich-Erleben im Wir-Erleben der familiären Matrix.

Timing in der frühen Zeit ist ein wechselseitiger, rhythmisch-responsiver, immer wieder neu zu justierender, affektiver Abstimmungsprozess.

Literatur

Ainsworth, M., Blehar, M., Waters, E. & Wall, S. (1978). *Patterns of attachment: A psychological study of the strange situation*. Lawrence Erlbaum.

Beebe, B., Jaffe, J., Lachmann, F., Feldstein, S., Crown, C. & Jasnow, M. (2002). Koordination von Sprachrhythmus und Bindung. In K. H. Brisch, K. E. Grossmann, K. Grossmann & L. Köhler (Hrsg.), *Bindung und seelische Entwicklungswege* (S. 47–85). Klett-Cotta.

Benjamin, J. (2006). Tue ich oder wird mir angetan? Ein intersubjektives Triangulierungskonzept. In M. Altmeyer & H. Thomä (Hrsg.), *Die vernetzte Seele* (S. 65–107). Klett-Cotta.

Bion, W. R. (1962). *Learning from experience*. William Heinemann.

Bion, W. R. (1990). *Lernen durch Erfahrung* (Übers. E. Krejci). Suhrkamp. (Originalarbeit 1962)

Bowlby, J. (1969). *Attachment and loss, Vol. I: Attachment*. Basic Books.

Bowlby, J. (2005). *Frühe Bindung und kindliche Entwicklung*. Ernst Reinhardt.

Dornes, M. (2001). *Der kompetente Säugling*. Fischer.

Dornes, M. (2006). *Die Seele des Kindes: Entstehung und Entwicklung*. Fischer.

Fonagy, P., Gergely, G., Jurist, E. L. & Target, M. (2004). *Affektregulation, Mentalisierung und die Entwicklung des Selbst*. Klett-Cotta.

Fonagy, P. (2006). Die Bedeutung der Dyade und der Triade für das wachsende Verständnis seelischer Zustände: Klinische Evidenz aus der psychoanalytischen Behandlung von Borderline-Persönlichkeitsstörungen. *Psychoanalytische Familientherapie, 12*, 197–218.

Foulkes, S. H. (1978). *Praxis der gruppenanalytischen Psychotherapie*. Ernst Reinhardt.

Foulkes, S. H. (1992). *Gruppenanalytische Psychotherapie – Mit einem Nachwort von Georg R. Gfäller*. Pfeiffer.

Gloger-Tippelt, G. & Hofmann, V. (1997). Das Adult Attachment Interview: Konzeption, Methode und Erfahrungen im deutschen Sprachraum. *Kindheit und Erziehung, 3*, 161–172.

Goethe, J. W. v. (1808). *Faust – Der Tragödie erster Teil*. Cotta.

Greenspan, S. I. & Benderly, B. L. (2001). *Die bedrohte Intelligenz: Die Bedeutung der Emotionen für unsere geistige Entwicklung*. Wilhelm Goldmann.

Hearst, L. (1998). Der Wandel unseres historischen und kulturellen Erbes in der Gruppenanalyse. *Luzifer-Amor, 11*(21), 30–47.

Jaffe, J., Beebe, B., Feldstein, S., Crown, C. L. & Jasnow, M. D. (2001). *Rhythms of dialogue in infancy*. Blackwell Publishers.

Martens, G. (1989). *Auch Eltern waren Kinder: Ursache und Lösungen von Konflikten in der Familie*. Kösel.

Meltzoff, A. N. & Marshall, P. J. (2018). Human infant imitation as a social survival circuit. *Current Opinion in Behavioral Sciences, 24*, 130–136.

Müller, Zietlow, Klauser, Woll, Nonnenmacher, Tronick & Reck (2022). From early micro-temporal interaction patterns to child cortisol levels: Toward the role of interactive reparation and infant attachment in a longitudinal study. *Frontiers in Psychology, 12*, 807157. https://doi.org/10.3389/fpsyg.2021.807157

Papoušek, H. & Papoušek, M. (1997). Fragile aspects of early social integration. In L. Murray & P. J. Cooper (Hrsg.), *Postpartum depression and child development* (S. 35–53). Guilford Press.

Scholz, R. (2014). Group analysis today – Development in intersubjectivity. *Group Analysis, 47*(3), 201–212.

Scholz, R. (2023). (Foundation-)Matrix reloaded: Einige Anmerkungen zu einem nützlichen Konzept und dessen Fallstricken. *Gruppenanalyse, 2*(23), 11–24 (Übers. B. Kustor).

Schumacher, K. & Calvet, C. (2007). Synchronisation/Synchronization: Musiktherapie bei Kindern mit Autismus – Music therapy with children on the autistic spectrum. Vandenhoeck & Ruprecht.

Stern, D. N., Sander, L. W., Nahum, P., Harrison, A. M., Lyons, K., Morgan, A., Bruschweiler-Stern, N. & Tronick, E. Z. (2002). Nicht-deutende Mechanismen in der psychoanalytischen Therapie: Das „Etwas-Mehr" als Deutung. *Psyche, 56*, 974–1006.

Stern, D. N. (2005). *Der Gegenwartsmoment: Veränderungsprozesse in Psychoanalyse, Psychotherapie und Alltag*. Brandes & Apsel.

Stern, D. N. (2011). *Ausdrucksformen der Vitalität*. Brandes & Apsel.

Stumptner, K. & Thomsen, C. (2005). MusikSpielTherapie. *Praxis der Kinderpsychologie und Kinderpsychiatrie, 54*(8), 684–699.

Stumptner, K. (Hrsg.). (2022). *Gruppenanalytisch arbeiten mit Kindern und Jugendlichen: Impulse für eine kreative und vielfältige Praxis*. Vandenhoeck & Ruprecht.

Trevarthen, C. (1974). Conversations with a two-month-old. *New Scientist, 2*, 230–235. In D. N. Stern (2005), S. 96.

Trevarthen, C. (1999/2000). Musicality and the intrinsic motive pulse: Evidence from human psychobiology and infant communication. *Musicae Scientiae: Special Issue, Rhythm, Musical Narrative, and Origin of Human Communication*, 155–211. In D. N. Stern (2005), S. 96.

Tronick, E. Z. (2016). *Still face experiment* [Video]. YouTube.

Winnicott, D. W. (2006). *Vom Spiel zur Kreativität*. Klett-Cotta.

Filme

YouTube 1: Imitation in Human Neonate. https://youtu.be/qSRFvE0Z8Wg?feature=shared

YouTube 2: A Two Year Old goes to Hospital (Robertson Films) https://www.youtube.com/watch?v=s14Q-_Bxc_U

Timing in early musical communication between infants and caregivers
A keyboard to shaping affective relationships

Abstract: How does a »intermediate space« (Winnicott), a potential room for relationship open up in early childhood? How do the inner compositions (representations) of an ego in the we develop? What »competencies« (Dornes) does the infant bring with it? What does it depend on in order to develop a well-tempered sense of self (Stern, Fonagy etc.) in the global world experience of the We (matrix according to S. H. Foulkes) and to be able to differentiate between I and You (symbolic communication)? Which (intuitive) parental skills contribute to this ability to differentiate (reflexivity)? A physical-rhythmic-melodic-intuitive-reflexive musical tuning process.

Keywords: intermediate spaces, composition of inner representations, competences of the baby, matrix (Foulkes), competences of parents, clavier of the affektiv organisation of relationship

Die Autorin

Katrin Stumptner, Dipl.MT, Kinder-Jugendpsychotherapeutin (TP), Gruppenlehranalytikerin- und Supervisorin (D3G, BIG, IGAH) und Gruppenanalytische Supervisorin und OG-Beraterin (D3G). In ihrer Praxis arbeitet sie vorrangig mit Jugendlichen in Gruppen und mit Bezugspersonengruppen. Sie ist Mitbegründerin (2003) des Berliner Instituts für Gruppenanalyse (BIG) und Delegierte des Berliner Instituts bei EGATIN (European Group Analytic Training Institutions Network). 2016 gründete sie mit weiteren Kolleg*innen den Verein Arbeitsgemeinschaft Gruppenanalyse mit Kindern und Jugendlichen e. V. (https://kindergruppenanalyse.de/). Sie veröffentlichte mehrere Artikel zur Arbeit mit Säuglingen/Eltern bei frühen Interaktionsstörungen, zur Gruppenanalyse mit Kindern und Jugendlichen und ist Mitherausgeberin des Buches *Berliner Gruppenanalyse. Geschichte Theorie Praxis* (Psychosozial-Verlag). Katrin Stumptner ist Herausgeberin des Buches *Gruppenanalytisch arbeiten mit Kindern und Jugendlichen. Impulse für eine kreative und vielfältige Praxis.* Göttingen (V&R) 2022, das im Sommer 2024 ebenfalls bei V&R in Englischer Sprache erschienen ist, *Group Analysis and Psychodynamic Group Therapy with Children and Adolescents. Creative, Innovative, and Practical Inspiration.*

E-Mail: Katrin.stumptner@t-online.de;
stumptner@kinder-psychotherapie-falkensee.de